Mujeres que fuman

Valentí Puig

Mujeres que fuman

Traducción de Joaquín Jordá

EDITORIAL ANAGRAMA
BARCELONA

Título de la edición original:
Dones que fumen
Edicions dels Quaderns Crema
Barcelona, 1983

Portada:
Julio Vivas
Ilustración: «Art Deco Dietrich» de Alberto Vargas, pintado para el calendario de 1931 de la Paramount

Calle de la Cruz, 44
08034 Barcelona

ISBN 84-339-1711-0
Depósito Legal: B. 31067 - 1984

Printed in Spain

Diagráfic, S. A., Constitución, 19, 08014 Barcelona

UNA GUERRA ENTRE HERMANOS

I

Habría sido uno de esos países que siempre tienen futuro si consiguen sobrevivir al presente. En el avión atestado de periodistas, Mr. Goodbody M. B. E. repasaba el dossier «Guerra de Banzania / conflicto Makula-Gobila». Sin embargo, el dossier, apresuradamente confeccionado por un experto que utilizaba una enciclopedia atrasada, decía muy poco; cinco mil km^2 de superficie en el centro del Africa sud-occidental, cuatro millones de habitantes, población al cincuenta por ciento católica y animista (eso quería decir que todo el mundo era las dos cosas), rico en arqueología pleistocénica, producción de algodón, cebada y cabras, dialectos bantúes. Mr. Goodbody sufría las estimaciones estadísticas como un cálculo algebraico de castigo en la última hora de clase de un viernes. Al igual que el alumno que por ingenua pereza se inventa el resultado del cálculo, Mr. Goodbody cerró el dossier. Inútilmente intentó memorizar datos y personajes y, al mismo tiempo, ingerir una pastilla contra la colitis pillada en las colinas del Golán: simultanear acciones y pensamientos le resultaba imposible.

Sorprendido, descubrió a su vecino de butaca mirándole a

través del fluido ámbar de un whisky con hielo. Mr. Goodbody le sonrió beatíficamente: podía ser un terrorista.

—Mr. Goodbody, ¿no es así? Soy Chaban de la Nova Press.

—Ah, ustedes, los audaces hombres de la noticia. ¿Va a Tangoy?

—¿Dónde podría ir, si no? ¿Y usted?

—Confidencialmente, le diré que me envía la Fundación Armonía Universal. Han pensado que podíamos interceder para que termine esta inicua guerra entre hermanos.

—Mr. Goodbody, no sea demasiado eficaz. Nos quedaríamos sin noticias.

Mr. Goobody miró fijamente por la ventana. Nunca sabía qué cara poner ante la ironía.

—Qué hermosa profesión, la de ustedes... —dijo.

Chaban saboreó un sorbo de whisky y le dijo, alzando la voz por encima del barullo de los pasajeros que jugaban al póquer, que había hojeado su libro de reflexiones con motivo del secuestro, y que no lo había entendido.

—Está claro, Chaban, que yo no soy un escritor profesional. Soy, simplemente, un humanista. Vivo para los demás. Con *Rehén para la armonía* he querido transmitir un mensaje de concordia.

—Sin duda. Pero ¿qué me dice de las últimas noticias sobre el caso...? Usted se ofreció a cambio de la hija del ex-presidente Mateos de la ex-república de Castillo Blanco. Resultado: los terroristas —que al final han resultado ser los amigos de la secuestrada— pidieron una cantidad superior por usted.

—Es el precio de la filantropía —dijo Mr. Goodbody, disimulando que desconocía el desenlace, tal vez no demasiado armónico, de un secuestro que nunca había aparecido en primera página—. Confío, sin embargo, en que el nuevo dictador les juzgue con benevolencia.

Una voz híbrida anunció la escala en el aeropuerto internacional de la República Nacional de Nuanda, previa a Tangoy. El avión resonó de comentarios estridentes sobre bares, recuerdo africano de escalas con retraso y adolescentes de ébano canjeadas por sus padres en el hangar del ejército. Mr. Goodbody, desde el primer momento, decidió no bajar del avión y se quedó a solas: siete horas después, una enfermera evangelista, después de reanimarlo de una insolación por sofoco, le devolvía al avión y le daba una biblia.

—Pero brillará sobre vosotros que teméis mi nombre un sol de justicia, cuyos rayos llevan la salud. Saldréis alegres saltando como terneras que abandonan el establo —recitó sonriendo Chaban—. Malaquías —concluyó brindando con una lata de cerveza.

Cuando ya sobrevolaban el aeropuerto de Tangoy, el avión quedó en silencio. Los pasajeros miraban por las ventanillas buscando indicios de bombardeo, cañonazos o destrucción bélica.

—En cierto modo, cuando Makula y Gobila han dividido en dos el aeropuerto de Tangoy, por otra parte el único que poseen, lo han convertido en zona neutral —dijo Chaban.

Habría sido difícil encontrar un lugar menos idóneo para construir un aeropuerto, porque, de toda la antigua Banzania, Tangoy era la única manifestación montañosa, un valle estrecho en una garganta de montañas solitarias en medio de un país totalmente llano.

—Será difícil entrar en contacto frecuente con los dos bandos, pero por lo menos tendremos un territorio limpio de guerras para el diálogo —comentó Goodbody.

—¿Conoce al general Oume y al mariscal Khanda? —le preguntó Chaban.

—La Fundación me ha preparado un dossier. Afortunadamente, son dos hombres educados en Europa.

—Sí. Oume vivió en Cambridge, de mozo de tren. Khanda ha estado en la Sorbona, lavando platos en los comedores universitarios.

—Querido Chaban, el diálogo Norte-Sur siempre será difícil si no dejamos de ser egoístas. Es un hecho positivo que ambos, de niños, fueran a una misión jesuita.

—El director de la cual, el padre McGovern, ha pasado de la teología de la liberación a la universidad Lumumba de Moscú.

Mr. Goodbody descubrió la larga línea roja que dividía el aeropuerto en dos.

—Mire, la nueva frontera.

La reciente y bélica partenogénesis del vasto territorio que durante seis meses había sido el país de Banzania, daba como frutos el Estado Nacional de Gobila y la República Federal de Makula. Desde hacía medio año, a causa del fervor de concienciación nacional de los misioneros y por una mal digerida historia romana, un triunvirato había conseguido, con mínima conmoción en la metrópoli, la independencia de Banzania sin más episodios que el exterminio de los misioneros y la cruenta desaparición de un elemento del triunvirato. Dos ciudades estólidas reclamaban la capitalidad y desde hacía tres días se habían declarado la guerra. Makula y Gobila, lideradas por Khanda y Oume, el resto del triunvirato, luchaban, según las agencias, a lo largo de doscientos kilómetros de frontera.

Por contraste con la rutina de los seiscientos puntos mundiales conflictivos, la guerra civil de Banzania había atraído la atención de la opinión internacional: «Declaración de guerra para justificar instinto caníbal», «Hicimos bien en abandonar las colonias», «Israel avanza un nuevo paso», «Un nuevo muro de Berlín», «El imperialismo no tiene fronteras», «Cómo aprovechar el ejemplo de Banzania» eran los titulares más entusiastas. En las cancillerías y en los organismos internacionales, todo el mundo buscaba los mapas de Banzania y los pacifistas no habían encontrado ninguna embajada para manifestarse. Goodbody no sabía que, por ahora, sería el primer mediador para la paz llegado en pleno curso de aquella guerra civil.

Descendiendo del avión, Chaban le dijo:

—Fíjese bien, Mr. Goodbody. Todos los que van vestidos de periodistas son mercenarios o traficantes de armas. Y viceversa.

Todos quedaron arremolinados al pie del avión, intentando aclarar dónde estaban ambas fronteras. Un rebaño de cabras pastoreado por un soldado triscaba entre los sacos de arena y las ametralladoras, y acabaron por rodear la dignidad occidental de Mr. Goodbody. Intentó explicar que alguien tenía que esperarle.

Una radio transmitía estrepitosamente folklore ritual. Parecía como si la guerra se hubiera extraviado y a Mr. Goodbody le acuciaba telefonear a su mujer y reprimir la colitis del Golán. Un jeep con bandera florida se acercaba por cada lado. Ambos hablaron con un megáfono sin que nadie entendiera nada. Todo el mundo eligió partido al limitarse a caminar detrás de uno de los dos jeeps.

Chaban y Goodbody se despidieron y ninguno de ellos sabía en qué país entraba. La oscuridad se posaba sobre el valle de Tangoy sin ninguna premonición cruel.

II

—La situación es de gran danger, mucho danger, señor —repetía sonriente el portavoz de la República Federal de Makula. A Mr. Goodbody le dolía con frecuencia su propia falta de caridad a la hora de contrastar su filantropía con los rostros reales del Tercer Mundo. Estaba agotado por más de dos horas de vuelo en una avioneta que derramaba combustible.

—Me atrevería a decir que una conversación mía con el mariscal Khanda podría ser ventajosa para la paz entre Makula y Gobila y para la prosperidad de un continente rico y lleno de futuro —le repitió Mr. Goodbody.

—Ciertamente, mucho danger, señor. Recomiendo hotel Judas. Buena habitación y camareras. Teléfono. Decir que va de parte de Mutala.

—También querría visitar el teatro de la guerra. ¿Qué presencia tiene en ella la Cruz Roja Internacional? ¿Hay muchos muertos y heridos?

—Muchos, muchos muertos y heridos. En Gobila. Gran Guerra. Makula ganará. Larga vida al mariscal Khanda. Hotel Judas, señor. Diga Mutala.

El zumbido sinfónico de los insectos animaba la letargia del hotel Judas. Cuando firmaba en recepción, Goodbody recordó un miedo cerval a las fiebres, a un mal incurable. El timbre de la conserjería sonó inútilmente buscando un botones.

—Creo que ambos bandos se han inmovilizado —oyó que decían en una mesa de periodistas. Con los pies sobre la mesa, bostezaban con la ostentación de los guardias de museos, como si ya hubieran finalizado el trabajo. Una larga hilera de hormigas subía por la escalera y recogía provisiones de un saco de víveres podridos. Después del petardeo sin agua de la ducha de su habitación, Mr. Goodbody necesitaba urgentemente que su mujer le consolara.

—Señorita, por favor, querría hablar con el 7342002 de Londres.

—Muy rápido, señor, muy rápido. Cuelgue.

Aprovechó la larga demora para colocar la foto de su mujer junto al teléfono. Era un rostro duro que él interpretaba como introvertido y una mirada húmeda que Goodbody entendía como sentimental.

—Muy rápido, señor. Hable con Londres.

—Mrs. Goodbody no está en casa, señor. Creemos que está en Dover.

Intuyó que su mujer habría ido por asuntos de trabajo al Templemore Hotel, donde un día habían recibido la noticia de que él había ganado el premio Concordia. Ya estaban acostados, con el teléfono descolgado, cansados de felicitaciones o maldiciones anónimas y de entrevistas, y ella se ofreció a llevar las relaciones públicas de la Fundación Armonía Universal. Desde un rincón perdido del mapa nunca lo bastante conocido de un continente díscolo e ininteligible, Mr. Goodbody sintió nostalgia de aquella noche de satisfacciones.

—Buenas tardes. Le pongo con la habitación de Mrs. Goodbody —dijo la lejana voz de una telefonista de Dover.

—Esta es la habitación de Mrs. Goodbody. No quiere ser molestada —dijo, bruscamente, una voz masculina.

—Mire, soy Mr. Goodbody, y querría hablar con mi mujer.

La pausa se llenó de los silbidos y bip-bips de la selva telefónica.

—Oh, querido. ¿Qué tal por Tailandia? ¿No me engañas con ninguna tailandesa?

—Jessie, estoy en Tangoy, ¿no te acuerdas?

—Claro. Mira, precisamente ahora le decía a Winston...

—¿Winston?

El interrogante avanzó por eco a lo largo de la onda telefónica cruzándose con la respuesta.

—Es una maravilla. ¿No te acuerdas de él? Vino de la tribu zantai. Le becamos para que estudiara la cerámica escocesa y sus relaciones con las máscaras tatai. ¿No? Tonta de mí... Sí, Winston. Totoi. No me hagas caso, Winston. Nos íbamos a París, a los museos. ¿Cómo estás tú, querido?

—Creo que la Fundación Armonía Universal tiene mucho que hacer aquí. El diálogo Norte-Sur...

—Tendré que colgar, querido, nos espera un taxi. Besos.

Mr. Goodbody se durmió leyendo la Biblia.

El capitán Mutala le despertó a primera hora de la mañana. En la lejanía, más allá de la difusa llanura, una tenue gasa aureolaba la solitaria sierra de Tangoy. Mutala, el centurión africano propenso al pequeño comercio, ya tenía puesta la radio del jeep.

—Mariscal Khanda —dijo, identificando para Goodbody la voz que retronaba en pleno despilfarro retórico.

Conducía el jeep al margen de cualquier consideración por la vida humana. Makula se desperezaba y sus habitantes acababan de despertarse esquivando el jeep con destreza. Era una ciudad confiada que no habría resistido un ataque por sorpresa. Con gran rechinar los neumáticos giraron hacia un edificio funcional al término de una ancha avenida. El cuartel general de Makula todavía parecía adormilado y los guardias de la puerta, con las polainas desabrochadas, se levantaron de debajo de un árbol saludando como en una opereta mal ensayada.

Entraron en el edificio, ya deteriorado con la precipitación íntima de la arquitectura funcional, por un pasillo en el que los pasos marciales del capitán Mutala y los andares filantrópicos de Mr. Goodbody hacían el contrapunto de ecos que la historia ha escarnecido con frecuencia. De una puerta lateral salió un hombre corpulento —«mariscal Khanda» susurró el capitán Mutala— interceptando el pasillo y comenzó a gritar en inglés «cockney». Acanalada por el estrecho pasillo y resonando en la limpia mañana que se desperezaba después de la noche africana, la voz de Khanda todavía era más magnética y cautivante que por radio. Ventrudo, iba condecorado y llevaba un largo sable. Era un histrión polifónico, de ojos rápidos y gesto de poder tribal. Mutala le presentó a Mr. Goodbody con profusión de malentendidos. Khanda giró en seco y le siguieron a la sala de operaciones estratégicas.

—La opinión mundial, ¿verdad?, ha de saber que Makula rechazará cualquier agresión de los rebeldes contra la legitimidad. Banzania ya era Makula desde el primer día, desde el origen de los tiempos, cuando Europa nos saqueaba. La liga por la rehabilitación nacional es el viento del pueblo.

Desenfundó el sable y señaló vagamente el mapa banzanés —rotulado ahora como «Makula» junto a un escudo con un león rampante, el cordero de Dios y una hoz sobre el perfil montañoso de Tangoy—. Los ojos de Mr. Goodbody, con desesperación, seguían los recorridos imprecisos de la punta del sable de una parte a otra del mapa sin posiciones ni líneas de ataque marcadas, una cartografía virgen de ejército y guerra.

—La infiltración terrorista, ¿verdad?, está controlada al cien por cien. Son los herederos de un nepotismo, de un imperialismo que es ajeno al pueblo de Makula, la vieja y la nueva Banzania.

Miró por la ventana y siguió hablando, como si toda Banzania le escuchara desde el patio.

—Oportunamente, ¿verdad?, haremos una maniobra envolvente —dijo mientras con el sable señalaba imprecisamente el perímetro banzanés— y habremos terminado con los restos de la reacción.

—¿Cómo prevé, señor mariscal, el final de esta guerra? —preguntó Mr. Goodbody con un hilo de voz y exasperado por su propia timidez.

—No es una guerra —dijo Khanda con impaciencia—. Es el Estado contra unos grupos terroristas. La liga por la rehabilitación nacional es un partido nacional-revolucionario. Quiero un Makula más allá de Wall-Street y del Kremlin. Makula ha de ser ella misma y por ella misma, ¿verdad?

Mr. Goodbody, cansado de estar de pie, sospechó que la prosopopeya de Khanda era más plástica en bantú.

—Y sepa, Mr... Moodcody, que la corrompida opinión internacional nos es indiferente.

—Señor mariscal, ¿no habría modo de sentarse en una mesa con los..., cómo les llamaría, insurrectos?

Los ojos del mariscal brillaron y blandió el sable con peligro de la lámpara de billar que cubría la mesa de operaciones.

—No. Bootmody, nunca podrá entenderlo, ¿verdad?, ni usted ni su fundación internacional, de la que esperamos una ayuda generosa para la rehabilitación nacional. ¿Qué harían Francia o Gran Bretaña o Alemania si un día les brotara la planta maligna de unos hijos bastardos? ¿Los llevarían a la catedral para bautizarlos?

Depositó cuidadosamente el sable sobre la mesa y con las palmas rosadas se frotó los ojos inyectados de sangre.

—Foodgody, usted será el único observador internacional que podrá visitar mis dispositivos bélicos. Pero sepa, y que lo sepa su fundación internacional, que la historia de Makula no nos permite dar un solo paso atrás. Aparte de esto, confiamos en su generosa financiación —dijo golpeando estrepitosamente la mesa con el puño, certificando así que la historia de tres días de la República Federal de Makula era densa en pasado.

—Señor mariscal, en nombre de la Fundación Armonía Universal, le agradezco el privilegio de visitar vuestro frente de guerra. Preferiría, no obstante, ser testigo del final de las, llamémoslas hostilidades.

Khanda se encogió de hombros. La audiencia había terminado. Salieron por la entrada de honor. En el centro del estanque vacío de un jardín botánico devastado por la sequía y el descuido, una estatua alegórica de la justicia con los platillos de la balanza algo torcidos dirigía la mirada ciega hacia el horizonte del desastre. Mutala despertó al asistente y pusieron en marcha el jeep.

—Mr. Goodbody, los souvenirs de Makula tienen mucha fama. ¿Quiere aceite de palma? ¿Telas hindúes? ¿Cassettes con discursos del mariscal Khanda?

Mr. Goodbody desistió con la indignación de quien, antes de que se alce el telón de la tragedia, es invitado a una distracción profana.

Cruzaban Makula, exiguas áreas de cultivo de algodón y cebada, la vasta tierra improductiva en la que no se veía ningún indicio de guerra civil —ni la humareda lejana de un bombardeo o la carcasa de un avión de segunda mano abatido— y en la que —al igual que el promotor que delante de los clientes ilumina el plano del solar con los atractivos de una futura urbanización ideal— rusos y norteamericanos prometían autopistas, plantas eléctricas, ferrocarriles, industria de choque. La vida humana, escasa y rupestre, se mal acomodaba en alguna cabaña cerca de los pozos. Sin interrupción y a todo volumen, la radio del jeep transmitía discursos de retórica gutural, mientras Goodbody, soñoliento, respiraba polvo, y entre vaivén y bache intentaba evitar la desmembración del cuerpo. Parecía obvio que ambos ejércitos estaban inmovilizados. Fuera de la demarcación exacta del aeropuerto, ¿cómo era posible —sin acuerdo— fijar las nuevas fronteras en una llanura sin puntos de referencia? Sólo la invasión justificaría cualquier conflicto.

Mutala le hizo poner un casco de guerra que, por suerte, le aisló del fragor radiofónico en el que, ahora, parecían mezclarse las filípicas de Makula y Gobila. Mucho después, en medio de la sabana resquebrajada por la sequía, divisaron tiendas de campaña rodeando unos cañones antiaéreos que apuntaban hacia un cielo sin aviones.

—Gran unidad antiaérea. Muy combativa.

Pasaron de largo, mientras de las tiendas de campaña, curiosos por la visita, salían los soldados, desnudos, y les saludaban con gran alborozo.

—Euforia de victoria segura —dijo Mutala.

Avanzaban trazando grandes eses por la llanura. Avistaron desde fuera tres unidades más, iguales a la primera, y después Mutala le señaló un campamento de infantería.

—Tropas de refresco. Reserva. Regimiento Koto, gran tradición.

Goodbody asentía, agotado por tantas vueltas bajo el implacable fulgor solar. Vio una bruma anamórfica y un montón de soldados en calzoncillos que hacían gimnasia sueca. Como un tamiz, el jeep, tórrido, iba filtrando el último altruismo de Mr. Goodbody. Todo daba vueltas, inaprensible. Tenía la sensación parmenídica de que el jeep estaba inmóvil y, como en un ciclorama teatral, las tiendas, los soldados y los cañones iban pasando. Todo era idéntico, indiscernible.

—Atención, Mr. Goodbody. Entramos en línea de fuego. Veremos nuestra mejor unidad de choque. Prestigio mundial.

Las trincheras eran como un damerograma sin terminar. Frente a ellas, muy próxima, una formación de ametralladoras enemigas cubría toda la posición. En tierra de nadie, un grupo de soldados jugaban a balón volea, bromeaban y reían. A la vista del jeep, confundidos, los makula se atrincheraron y los gobila, parapetándose detrás de los sacos de arena, regresaron a la posición de fuego. Mutala parecía inquieto.

—Extraño, Mr. Goodbody —exclamó, pero sonrió inmediatamente—. Estratagema. El enemigo se confía y después, zas... ataque y destrucción.

Mr. Goodbody también sonrió ante la excusa de Mutala. Ahora sabía que había valido la pena recorrer los suburbios de aquella guerra inmotivada, para ver cómo los hombres, por encima de las fronteras y las alambradas, vivían los momentos de armonía fraterna necesarios para garantizar el final de las guerras. Era como si oyera las primeras notas de un oratorio por la paz universal.

III

Sólo entrar en el hotel de Tangoy, los periodistas le rodearon. Mr. Goodbody, agotado por un día de jeep y avioneta, anunció los buenos oficios de la Fundación Armonía Universal y se atrevió a predecir —dada la inmovilización del frente— un alto el fuego. Tal vez era una suposición exagerada, pero la colitis le urgía. Los periodistas salieron inmediatamente hacia el aeropuerto a esperar al nuncio vaticano.

Chaban y Mr. Goodbody, con gran estrategia de pañuelos secando frentes sudorosas y delante de jarras de cerveza tibia y espesa, intercambiaron impresiones. Estaban sentados ante una mesa cojitranca en la que las moscas, sedientas, recorrían el velódromo de círculos de culo de vaso, y en un trozo de diario europeo doblado, la mano del Papa hacía volar como una cometa un titular en favor de la paz entre los hombres de buena voluntad.

Chaban metía la nariz dentro de la espuma dudosa y hedionda de la cerveza, aguardando que Mr. Goodbody rompiera la hermética ambigüedad de los mediadores internacionales. Al fin y al cabo, era un simple amateur. En el bar, los ventiladores, a cámara lenta, sesgaban el aire sin noticias ni hielo.

—Creo, Chaban, que podríamos intercambiar impresiones. Me parece que la situación, por una parte, es muy confusa y, por otra, muy clara.

Mr. Goodbody comenzó a relatar con su estilo filantrópico la visita a Makula. Con sus manos de pianista ciego argumentaba malentendidos entre hermanos y asfixia por calor. Se reservaba —como quien guarda el mejor bocado del plato para el último momento— la escena de fraternidad en el frente de batalla, el pistilo de la flor de la concordia.

Chaban, con la sospecha de que Mr. Goodbody no querría contarlo todo, comenzó su relato.

—Yo no tengo más información que la que han visto mis ojos, y es poca. En Gobila, mientras un coronel nos explicaba, también sobre un mapa completamente desnudo de acotaciones, su absoluto predominio bélico, el general Oume entró por equivocación, con una raqueta de tenis. Alzó un brazo larguísimo, haciendo con los dos dedos la uve de la victoria, y desapareció. Después nos llevaron al hotel y nos fueron enviando cajas de cerveza. Sonó una alarma aérea y cuando todos estuvimos fuera del hotel nos dijeron que era un simulacro de protección civil. Por suerte o por desgracia, los cámaras han conseguido una simulación de combate callejero —algo costosa— y así hemos podido enviar imagen. Por lo menos no nos limitaremos a enviar datos confusos o suposiciones aventuradas.

—Me ha sorprendido la variedad de uniformes —dijo Goodbody.

—Igual que en Gobila. Tampoco allí hemos visto soldados. Todos eran oficiales. Toda la tropa debe estar en las líneas de combate. Una cosa insólita es que los mercenarios que han ido llegando no encuentran ningún sitio donde enrolarse. Por otra parte, las acusaciones y declaraciones en Gobila son idénticas, por lo que usted dice, a las que Makula hace en el otro lado. Y también insisten en pedir ayuda internacional.

—Es una situación lamentable —dijo Mr. Goodbody.

—Es una situación sin antecedentes —se lamentó Chaban—. Es incomprensible. Es curioso. Me recuerda el golpe de estado en Oboa, el año cincuenta y siete. Todavía no he llegado a entenderlo, pero entonces era por exceso de datos y no por esta carencia absoluta. En Oboa todo había comenzado con la matanza de Año Nuevo. Pero ¿quién había motivado la matanza? ¿Un asesor militar ex-nazi pagado por los checos? ¿La guardia de corps de un presidente inane que en realidad estaba pagada por el FLO? ¿La PIDE portuguesa? ¿Una China antisoviética? Los interrogantes se amontonaban, y dar noticias ciertas era impracticable. Después vino la conspiración, el puente aéreo, la falsa alarma y el golpe de Estado real. Todo era tortuoso, enigmático o un embrollo absurdo. Como aquí.

—Es trágico. Dos países hermanos, que desean unánimemente la justicia social y el progreso, y se matan entre sí —dijo Mr. Goodbody.

—Terrible. Pero, dígame, ¿usted no tiene más información?

¿Datos extraoficiales? Le aseguro que no haré de ellos ningún uso informativo.

—Pues sí, Chaban. Me sorprende que, estando en guerra, se lo tomen con tanta calma.

—Realmente, es usted un pozo de información. Sus impresiones son exactas, muy significativas, pero ¿no ha hablado con otros informadores? ¿No tiene datos confidenciales?

En aquel momento monseñor Zacchini apareció espectacularmente en el hall del hotel. La turba de periodistas le seguía con insistencia y le asaltaba para entrevistarle. Zacchini, con buenas palabras y gestos ungidos, declinaba cualquier respuesta. Al divisar a Goodbody, le esperó, paternal, con los brazos muy abiertos. Goodbody se acogió a ellos, filial. Chaban le había dicho, con admiración, que para saber si un diplomático vaticano valía era imprescindible no poder discernir si servía a Dios o al Diablo.

—¡Querido Goodbody! Usted siempre en primera línea por la paz y la esperanza.

—Monseñor, sabía que la Iglesia católica vendría a compartir el sufrimiento de sus hijos en Makula y Gobila —dijo Mr. Goodbody.

—Es terrible, Goodbody, terrible. Las guerras civiles son las peores catástrofes. Abel y Caín. ¿Qué sabe usted de todo esto? ¿Quiere que salgamos a dar una vuelta?

Mr. Goodbody no se atrevió a recordarle la existencia del toque de queda de la ley marcial. Pensó que la Iglesia tenía que prevalecer por encima de las normas de desamor entre los hombres. Dejando atrás la carcajada crepitante de los periodistas, el nuncio y el premio Concordia salieron a la noche azul de luna llena. Zacchini caminaba con resuelta lentitud. Sorprendentemente, nadie parecía respetar la ley marcial y la ancha calle polvorienta y abrupta rebosaba de nativos con cabras, mujeres rodeadas de chiquillería y botellas de cerveza en manos de hombres alegres sentados en las terrazas de madera. Pianolas desgañitadas difundían músicas tropicales. Grupos de oficiales jugaban a cartas. La fiesta antes de la sangre, pensó Goodbody. Al final de la calle mayor giraron por un camino majestuoso rodeado de palmeras simétricas y llegaron a la fachada destruida de una misión con el enjalbegado completamente ahumado por el fuego. La luna relucía en el patio desolado. Zacchini trepó por las ruinas hasta que encontró el pequeño claustro donde había orado la comunidad.

—Monseñor, podría haber asaltantes... Piense en su seguridad... —dijo Mr. Goodbody.

—No hay peligro, Goodbody. No hay peligro.

El patio, casi indemne, flotaba dentro de la placenta lunar como un hito intemporal. El perfil seco de monseñor recordaba el rostro de la iguana.

—La Iglesia de Roma siempre tiene que ser cautelosa —dijo, mientras señalaba el montón de detritus sobre el mosaico lleno de resquebrajaduras. La noche lunar evocaba la piedra fundacional de la misión, el rumor de los hábitos blancos, los abecedarios recitados por unos alumnos de mirada azorada en las aulas austeras, la intrusión y la matanza final.

—Los hombres, Goodbody —prosiguió el nuncio—, son malos. Engañan y se engañan. Vea esta declaración de guerra civil...

—No todo está perdido, monseñor. ¿Qué piensa de ello su Iglesia?

—Apenas conocida la declaración de guerra civil, subrepticiamente el Este y el Oeste han iniciado su tira y afloja. Sudáfrica y Libia están en camino. Washington ya ha aprobado veinte millones de dólares para material bélico. Rusia ya tiene preparada la entrega de armas y de material checo. Cuba tiene dispuestos dos millares de milicianos. Y todo por esta tierra que hasta ayer nadie sabía todavía situar en un mapa. Todo puede estallar en cualquier momento. La Santa Madre Iglesia, con las antiguas colonias, podía sentirse más unida.

—No obstante, la simiente, pese a estas ruinas, permanece. En todas partes hay hombres de buena voluntad... —dijo Mr. Goodbody.

Zacchini habló como si estuviera solo en medio de todo el continente negro.

—Aquí se ha cometido un error, porque Dios no existe para el hombre; es el hombre que existe para Dios. Este tiempo, aquí, no tiene futuro.

El griterío de la ciudad llegaba tan atenuado como un fulgor opaco en la noche. En el pequeño patio los pasos resonaban como un comentario a la ruina.

—La guerra entre hermanos... siempre es trágica —dijo Goodbody.

—¿Sabía que Khanda y Oume son hermanos de sangre? Todo se explica, Goodbody.

La música de las esferas que Goodbody entendía como una forma de entendimiento universal se le llenó subrepticiamente de crujidos y disonancias. Decidió telefonear a su mujer.

—La Iglesia, Goodbody, ha de ser vieja y sabia. Porque lo es. Pese a todo, vuestra buena voluntad siempre tendrá una ocupación, en nuestro mundo tan desbarajustado. Pero aquí hemos fracasado. Nunca deberíamos haber adaptado la religión a Africa, sino Africa a la religión. Por lo que parece, las circunstancias, desgraciadamente, lo hicieron inevitable.

Antes de irse a dormir, Mr. Goodbody consiguió localizar a su mujer en un hotel de París.

—¿Winston? —preguntó Goodbody.

—¿Quién es usted? ¿Qué dice?

—Soy Mr. Goodbody.

La larga pausa mantuvo a Goodbody implorando el vacío de la telecomunicación.

—Oh, querido. Precisamente ahora le contaba a Jeremy que hoy telefonearías —dijo la voz lejana de Mrs. Goodbody.

—¿Y Winston?

—A veces es tan antipático... Suerte de Jeremy, ¿te acuerdas de él? Vino de Malasia. Estudia el paralelismo entre la métrica provenzal y los cantos funerarios malayos. Trabaja mucho. ¿Y tú, gatito mío?

—Todo es infructuoso y confuso. Si estuvieras aquí, Jessie...

—Pero, querido, no podemos dejar la Fundación desatendida.

Hemos de consolidarla. Tú sabes que querría estar contigo. Oh, querido, tendré que colgar. Nos esperan en el bar. Besos.

Aquella noche Mr. Goodbody soñó que le crucificaban, pero a la mañana del día siguiente no lo recordaría.

IV

Sería un día de larga espera. De repente todo funcionaba mal. Los presuntos portavoces de Makula y Gobila se habían esfumado. Corrían rumores, y los periodistas novatos eran la caja de resonancia de equívocos tramados en sombrías trastiendas.

La historia africana, siempre inacabada, confundía el magnetismo de la fatalidad inocente con el instinto de digresión o lógica. En las calles que rodeaban el hotel, como extras de un film exótico, los ciclistas y los aguadores, las mujeres vestidas de blanco con el hijo colgado del cuello giraban sin norte. El asfalto levantaba ráfagas de vaho irrespirable. Goodbody se sentía devuelto a las convalecencias infantiles, o como un buzo lastrado de plomo que intenta enhebrar una aguja debajo del mar. Los periodistas saturaban su perplejidad con cerveza o dormitaban cerca del rumor transatlántico de los acondicionadores de aire.

Las horas pasaban, interminables. Chaban, inmóvil en una butaca de mimbre, contemplaba el reiterado periplo de la población plantígrada de Tangoy. Se sentía caduco, incapaz de captar cualquier apariencia de verdad sobre aquella guerra. Buscaba un agujero de la memoria para meterse en él hasta la noche. Pediría un despacho en la agencia. No volvería a viajar. Ya todo era irreal y la imagen de Goodbody con su melena blanca —que, ahuecada, era una insignia de filantropía y ahora, abatida por el sudor, repartiendo caramelos antitifus entre la chiquillería, era un espejismo extremo— sólo le ofrecía una posibilidad ilusoria, demasiado distante, de ironía.

A todas horas, la radio, crepitante, lanzaba proclamas y acusaciones en diferentes dialectos bantúes. Entre cantos rituales, tambores de fricción y ritmos monótonos, de repente, la palabra —frenética, conminatoria, inconexa— comparecía. La radio prolongaba el poder mágico de la palabra africana. Sonido y ruido eran indiscernibles en el tam tam electrónico.

Cenaron frugalmente y distraídos. Chaban y Goodbody eran la imagen de dos soledades que acabarían por estorbarse. El rostro de Chaban se acaloraba con la cerveza, y con el tenedor recorría el interior del plato como si pensara encontrar en él la clavícula de la primera víctima de la guerra civil. Goodbody, taciturno, se había vestido para la cena y añoraba la colitis temiendo algún trastorno de orden superior. Ni Makula ni Gobila parecían necesitarles para nada.

—Mañana, Chaban, habremos cambiado de bando. ¿Cuándo volverá aquí?

—Quién sabe. Si todo sigue igual, con un día me bastará para ver Makula. Me gustaría saber dónde está el nuncio. Esta noche será muy larga.

El fracaso informativo le inducía a la elegía. Y después hacía un esfuerzo para recuperar la sagacidad.

—Creo que, a la larga, los rusos y los americanos pactarán la intervención en esta guerra. A cambio de cualquier matiz de acuerdo en el Oriente Medio.

—Por este motivo, amigo Chaban, y perdone que le diga que a veces le veo escéptico o quizás sea mejor decir reticente, entidades como Armonía Universal pueden tener una función, al margen de todos estos intereses.

—Sí, sí, claro. Si Gobila espera una ayuda masiva de la URSS, y Makula la espera de USA, toda Africa podría resultar alterada. De todos modos, no puede ser tan sencillo, tan simple.

—Las cosas a veces son más simples de lo que pensábamos —intervino Goodbody.

—Dígame, pues, cómo analizaría las causas de esta guerra.

—Un malentendido entre hermanos... —dijo Mr. Goodbody.

—Eliminemos a los comparsas: Cuba, Libia, Africa del Sur —interrumpió Chaban—. Incluso China, que de todos modos no ha dicho la suya. La antigua metrópoli está exhausta y colapsada por las huelgas. No cuenta. Veamos qué se juegan aquí los rusos y los norteamericanos.

Bebieron un café desabrido haciendo una pausa que se llenó de presagios y dispepsia.

—Es decir —prosiguió Chaban—, de dondequiera que partiera la agresión inicial creo que la ofensiva de Makula, próxima a USA, no iba contra Gobila, protegida de la URSS, sino contra su propio padrastro norteamericano. Por esta razón los rusos les enviaron material. Eso significa que la URSS no busca, aquí, el enfrentamiento con la Estatua de la Libertad y por el mismo motivo, claro, los norteamericanos han enviado material bélico a Gobila, la fracción amiga de la URSS. ¿Ve la aproximación? Podría ser una manera de decir a dúo a China que se ande con cuidado. Ambos protegen un bando y, lógicamente, prometen material al otro. Vea como la ONU, no como siempre, sino esta vez deliberadamente, no hace nada.

Chaban fumaba un cigarro holandés y el humo se eclipsaba lentamente, acompañando la digresión del periodista hacia la nada de las palabras. En la otra esquina del comedor, un corresponsal japonés se desplomó sobre la mesa, con la cara congestionada dentro de un plato de pasta italiana.

—Ambos han pactado el intercambio de posiciones. El Movimiento de ordenación nacional de Gobila y la Liga para la rehabilitación nacional de Makula son intercambiables. Importará poco quien gane.

Goodbody bostezó espiritualmente. Tenía por costumbre no leer los dossiers.

—Tampoco conviene caer en la ingenuidad. Aquí, forzosamente, ha habido un pacto secreto entre los Estados Unidos y China para desgastar a la URSS en el Africa. Sin duda, USA hace ver a Rusia que esta guerra no le interesa, que le da igual, y a la vez se pone de acuerdo con China para acabar haciéndose suya la fracción vencedora. Pasemos a los comparsas: Cuba y Libia pueden desgastarse, y lo harán porque la URSS sospecha el acuerdo entre USA y la China. Todo se aclarará cuando se vaya viendo quién gana la guerra, pero de por medio están las elecciones norteamericanas y al presidente norteamericano le interesa que la guerra se alargue: necesita un punto obvio para vender electoralmente su política exterior. La URSS tampoco quiere que se acabe por el momento: sería reconocer tácitamente el pacto entre Norteamérica y China.

No tenían más salida que darse las buenas noches. El calor espesaba la oscuridad nocturna. Goodbody contempló su rostro sudoroso en el espejo de la habitación. El aire denso y pesado parecía retrasar la llegada de su imagen al espejo. Parpadeó para negar la demora ficticia. Más allá del espejo, todo un continente reclamaba la armonía de, como mínimo, un armisticio. Eran demasiadas manos que le pedían ayuda, era como un cálculo con excesivos factores, demasiados ruidos que no cabían en ninguna música conocida por Goodbody. Repasó las partituras que conocía y se durmió vestido, con la cabeza en los pies de la cama, envuelto en la mosquitera, como una vestal.

Soñó golpes que resonaban en la noche y se despertó. Tropezó buscando el interruptor y desenvolviendo la mosquitera. La voz de Chaban resonaba en el pasillo del hotel.

—Despierte, Goodbody, despierte —gritaba, casi derribando la puerta.

Cuando Goodbody abrió descubrió a Chaban alterado, sin flema.

—La guerra ha terminado, ¿lo oye? La guerra ha terminado. Tenemos que celebrarlo.

Sin conseguir entender nada, como un sonámbulo, Goodbody le siguió. Un taxi arrancaba, en la puerta del hotel, pese al toque de queda, y lo llamaron. Chaban intercambió frases inconexas y diferentes monedas europeas con el taxista. Arrancaron, y cruzaron la frontera, sin ninguna vigilancia. El taxi se detuvo delante de una mansión colonial que, de repente, se llenó de voces femeninas y de música. Les recibió una anciana europea, susurrante y obsequiosa, y les introdujo en una sala llena de alfombras, espejos y cojines. Ya solos, Chaban dijo:

—Usted no lo entiende, Goodbody. Nunca ha habido guerra civil.

La perplejidad de Mr. Goodbody, reflejándose repetida en todos los espejos de la habitación, acabó en un rictus agónico y se desplomó encima de un montón de almohadones.

—Estaban inmovilizados porque nunca se habían movilizado. Se declararon la guerra pero nunca la hicieron, y estoy seguro de que el nuncio lo sabía desde el primer instante. El general y el mariscal estaban completamente de acuerdo. Ahora tienen material bélico, ayuda extranjera, donativos internacionales. Fingirán un pacto y el nuncio lo ratificará. ¿Lo entiende, Goodbody? Por eso no hay muertos, ni heridos, ni cañonazos, ni noticias.

La puerta se abrió y entraron desnudas dos matronas esteatopígicas, introducidas con exquisitez por la vieja europea. Pese a su azoramiento, Goodbody pretendió reaccionar con dignidad.

—Chaban, ¿adónde me ha traído?

—Pero ¿cómo? Esta es la mejor casa de Tangoy. Por desgracia no hay nada mejor... La madama es de Burdeos.

—¡Chaban, haga salir estas mujeres! Sería indigno explotar el cuerpo de una africana. Nunca habría creído que estropeara de esta manera nuestra amistad...

Chaban las despidió, y ellas se fueron ofendidas y atónitas.

—Goodbody, usted es un viejo pretencioso e inepto. No sabe ni así de...

Le interrumpió un guirigay de voces. Se abrió la puerta y la madama, con una botella de champán en la mano, entró alarmada. Su voz susurrante, ahora alterada, era como un graznido de pájaro. Preguntó «si había habido alguna incorrección en la casa». Chaban se encogió de hombros y señaló a Goodbody, que seguía desolado por las revelaciones, que no conseguía entender.

Abruptamente entró un joven africano, con gorra de plato y el torso desnudo. Sus ojos despedían chispas. Apareció en su mano un revólver y amenazó a todos con excitación.

—Nadie —balbuceó, enfurecido—, nadie despreciar mis muñecas, mejores de Banzania. Nadie despreciado muñecas de Nomo. Tú, viejo estúpido, impotente...

Los dos disparos sonaron impecables, esparciéndose por la noche. La botella de champán cayó al suelo como un chubasco.

Goodbody quedó abatido con dos grandes bolsillos rojos en el pecho. Chaban se apercibió de que se le escapaba el pulso y le cerró los ojos, apartó a la madama que chillaba desgarrada y salió. El taxista le esperaba, impávido, tocando la armónica.

V

La única noticia del día siguiente fue que la guerra se había declarado definitivamente. En el aeropuerto de Tangoy, antes de subir al avión, Chaban tuvo que hablar con su joven sustituto, un universitario con camisa de escenas ecuestres y prismáticos colgados del cuello, ávido de detalles y orientaciones. Los cañonazos ya sonaban muy cerca.

—Goodbody era un hombre de sentimientos, pero tal vez más dotado para hacer la guerra que para hacer la paz —dijo Chaban—. Mira, tendré que despedirme. He de subir en seguida. No me gustaría que me tocara sentarme junto al nuncio.

INSTANTANEAS Y ACCIDENTES

I

Colgado por los pies de la barra del columpio, las manos detrás de la nuca, con la cabeza pelada al cero, los ojos semicerrados y la sonrisa congestionada por la acrobacia, Jaume es el centro de la escena. A la derecha, su padre; vagamente incómodo, sostiene con una mano el columpio y mantiene el otro brazo sobre los hombros de Tina. Ella, con la mirada baja y la frente fruncida como si acabara de suspender todas las asignaturas de primero de bachillerato, parece observar el estanque donde la cabeza de una rana de bronce derrama borbotones de agua. Al otro lado del columpio, el tío Toni está sentado en un balancín de tela con Marieta en las rodillas y su mujer de pie junto a él, con una mano apoyada en el respaldo del balancín, como si quisiera apuntalar la autoridad del marido. Era el verano del año sesenta y Jaume tenía doce años. Veía a su padre por primera y última vez. «Poneos juntos y os sacaré una foto.» Dos decenios después, ninguno de ellos conseguiría recordar quién disparó la cámara: tal vez fue el tío Toni montando el dispositivo retardado, corriendo hacia el balancín para sentarse a Marieta en las rodillas, o la sombra difusa de un vecino, o el asistente que iba a la tienda en bicicleta y pelaba patatas haciendo una larga espiral con las mondaduras.

Observando esa instantánea, Jaume buscaba el origen de su carácter en los rasgos faciales de su padre. Las orejas puntiagudas —que el tiempo ha redondeado— le hacían más malo que la peste y ahora sabía, al verse cabeza abajo en la fotografía, que se correspondían con las de su padre, de pie, como una figura un poco sesgada de la baraja española. No había heredado, sin embargo, la consistencia nórdica de aquel piloto mercante que sabía estar en el puente de cualquier nave. Tenía escasas noticias de él: las quejas inconcretas de la tía Joana y la noción de que, muerta su mujer en el parto de Jaume, no había vuelto a desembarcar. Aquellas semanas Jaume desconcertó a su padre con su capacidad de hacer destrozos y el cuñado le abrumó con cháchara de cuartel y su deber único de probar la comida de la tropa.

Jaume y su vecino y amigo, Rafa Sansó, sentenciaron al gato de angora de una vecina que se sentaba al fresco en una *chaise-longue,* abanicándose con un pay-pay y comiendo bombones. El marido, con un sombrero de alas caídas, sandalias de ermitaño y unos *shorts* vegetarianos, regaba los geranios con una regadera de plástico y limpiaba yerbajos con un rastrillo de palmo y medio. Una hora después de la siesta, el atónito matrimonio pudo contemplar la agonía del gato herido de muerte por varias varillas de paraguas que dos arcos invictos habían arrojado desde posiciones estratégicamente próximas. Su padre castigó a Jaume a no salir durante cinco días y le quemó una caja de patinar con rodamientos de bolas. Fue un castigo injusto, tal vez porque había sido el único. Rafa salió mejor del paso: recibió varios pescozones de su padre y media hora después, con los surcos resecos de las lágrimas en las mejillas, ya caminaba por la calle comiendo una rebanada de pan con mantequilla y azúcar. Con los pantalones cortos, costras en las rodillas, una sahariana listada y zapatos de goma, miraba con el rabillo del ojo a Jaume, confinado en el jardín, y le tentaba a los pecados de la envidia o de la desobediencia.

En los atardeceres, sentados cerca del estanque de los peces,

Tina y Jaume escuchaban boquiabiertos las historias de navegación del piloto mercante. Este es el recuerdo paterno más completo de Jaume, sin las interferencias de un tiempo pasado que nunca sabremos si nos empobrece o nos enriquece. Con Tina simularon un transatlántico en la punta del jardín y combinaban la iniciación natural de los juegos de médicos con la navegación de altura y el paso de los ecuadores. La enfermería estaba al lado de una palmera, la sala de máquinas entre cuatro macetas vacías y el puente de mando —el núcleo sofisticado de un espacio lúdico más real que la trama adulta— era el embalaje de cartón de una nevera eléctrica. El día en que su padre —más por no saber qué hacer que por curiosidad por las divagaciones de los niños a la hora de la cena— visitó el transatlántico, todo dejó de ser verídico y Jaume volvió a explorar el torrente con Sansó, y Tina se dedicó a cocinar con barro.

Jaume tenía un pequeño demonio de la guarda, alegre, activo y generoso: no lo perdió de vista hasta la adolescencia (comenzaría a llegar a ella aquel invierno, entrando en el purgatorio mediocre que, como los suboficiales chusqueros, es reticente a dejarnos salir de permiso). Un mal momento le llevó a flitar hasta asfixiarlo al jilguero del maestro Lau, un pescador. Nadie supo quién lo había hecho y todo el mundo comentaba aquella barbarie. A modo de compensación se clavó en la planta del pie una tachuela oxidada. Con fiebre elevada pasó toda la noche llamando a su madre y a la mañana siguiente su padre se fue.

Para la Virgen de agosto, el isocarro del recadero le trajo el único paquete que jamás recibiera de su padre: un laboratorio químico en miniatura. Jaume había pedido una bicicleta. El tío Toni se lo instaló en el lavadero y con él fabricó pólvora, cohetes y tracas. Es posible que el piloto hubiera adivinado que su hijo acabaría siendo farmacéutico.

Con la primera lluvia, repentina pero puntual como un rito, fueron como cada año a buscar caracoles con lámparas de carburo, katiuscas y un sombrero de lona para el relente y las gotas de lluvia que caían, sacudidas, de los lentiscos y los almendros. Una de esas noches, buscando caracoles en un margen del camino —eran un grupo de familias y la hilera de luminarias vacilantes se alargaba puntuada por las exclamaciones, a cada caracol descubierto—, Jaume observó por primera vez que, en la anatomía de Tina, aparecían sinuosidades nuevas. Se alegró de que Rafa ya estuviera en Palma porque, si no, se lo habría contado inmediatamente.

Por las noches, de tertulia, resguardados dentro de la casa, con rebecas y el olor de bolas de gas —un hito desaparecido, como tantas otras cosas que señalaban la rotación de las estaciones del año—, la tía Joana parecía recuperarse de la pesadez del verano y cantaba canciones de la tierra, recordaba hechos de su infancia y de la madre de Jaume, minucias femeninas de la escuela de monjas, anécdotas de una vieja criada, algún poema fragmentado por el olvido y recogido por una mnemotécnica muy peculiar.

Cuando los mayores preparaban el regreso a Palma, Jaume se sentó, desasosegado, en los mosaicos fríos del estanque y contemplaba al viejo pez colorado que había sobrevivido a todas las impertinencias. Tina, mientras tanto, ayudaba a doblar sábanas y envolvía la cristalería con papel de periódico. Junto al estanque, todos los accidentes del verano separaban a Jaume de su padre.

Mientras recogía el laboratorio químico, ideó el último experimento con acetileno y el matraz le estalló en la cara. Le quedaría una huella en la mejilla derecha para toda la vida. La tía Joana le bajó a Palma a toda velocidad, con el claxon ululante y un pañuelo blanco atado en el retrovisor lateral del «gordini». En urgencias Jaume preguntó ávidamente por su padre antes de desmayarse.

II

Camina hacia la cámara mirándola con decisión. Lleva un traje sastre y un *foulard* anudado al bolso de ante en bandolera. Es esbelta, y en su mirada, en su gesto preciso, en la manera como ilumina una fotografía en blanco y negro en una ciudad invernal y lluviosa, se detecta la tristeza mágica que Jaume quiso absorber durante una semana. La fotografía le llegó a la farmacia fechada en Bruselas el día quince de noviembre de mil novecientos setenta y cuatro. Firma: Christine.

Aquella cabellera de estrías doradas que, yendo en la vespa, le acariciaba el rostro todavía consigue alterar el corazón de Jaume. Cuando busca o encuentra la fotografía en el cajón, reconoce en ella lugares perdidos de su pasado y se iría hacia la desilusión europea. La verdad es que nunca ha salido de Mallorca para otra cosa que no fuera estudiar en la península. No ha llegado a ir ni a Menorca o Eivissa y sus proyectos de viaje nunca han pasado de una euforia después de una pelea conyugal o de un conato de imitación de los amigos que regresan de un periplo cargados de tantas diapositivas que buscáis las pausas de oscuridad para bostezar a gusto.

Jaume se había adormilado encima de un colchón hinchable y el mar le arrancó de la cala. De repente, el colchón comenzó a deshincharse. Biográficamente no ha tenido más remedio que asumir la fatalidad. De todos modos tampoco se veía con ánimos y fuerzas para nadar hasta la costa. Al contrario que otros, su infancia había sido nominalista: sólo veía árboles sin identificar el bosque. Después de no ver nada durante la adolescencia, los inicios de la vida adulta le indujeron a una esencialización total: ya no veía ningún árbol, sólo captaba el bosque. Braccando sin demasiada convicción en un mar que se embravecía, permitía que todos los accidentes de sus veintiséis años se juntaran en uno solo. Una voz femenina le distrajo. Llegaba pedaleando un patín y gritaba preguntándole si quería ayuda. El todavía no sabía la diferencia entre fatalidad y providencia, pero se subió contestándole en un francés rudimentario. La alternancia del pedaleo de las rodillas iridiscentes y los cabellos dorados que se escapaban del pañuelo floreado hacían juego con la estela cinética del sol. Era tan educada que creyó que tenía que sentirse agradecida por el agradecimiento de Jaume y accedió a salir por la noche.

En la corteza de la memoria, se graban nimiedades desligadas de su episodio: Jaume sólo puede precisar que Christine apagó la luz con la pera de la cabecera de la cama y el somier crujió inoportunamente. Se alojaba en el anexo de un hotel donde todas las cañerías petardeaban y una pelota de ping-pong utilizada por jugadores inexpertos rebotaba más en el suelo que en la mesa de juego. Una camarera cantaba mientras ordenaba ropa y aquella primera vez todo fue vulnerable. Ella llegó incluso a reprochar que la seducción hubiese sido demasiado fácil. Es posible que siete días sean la medida exacta de una pasión.

En la penumbra, cuando ella se incorporaba —las clavículas decididas, cruciales— abrazándose las rodillas con los brazos, la línea de la espalda marcaba un reflejo de luna y vigor que se hacía remoto e irreductible. Era cartesiana y cuando una controversia les crispaba ella se quedaba como muy lejos y Jaume podía sentir —al igual que un vuelo nocturno nos revela el organigrama de una ciudad— la circulación fluida y elemental de la sangre por el cuerpo, los latidos de aquel corazón, la circunnavegación de sentimientos y razones por la mente de Christine.

Tenía ideas precisas sobre los flamencos y los valones, la monarquía y la eficacia en la empresa. No le gustaba cocinar, ni los zapatos sin tacón, ni las discotecas, ni la arquitectura moderna. Veneraba los fines de semana en el campo, los ríos, la guitarra. Cuando una música otoñal evapora su fidelidad conyugal, Jaume sopesa las probabilidades de tener éxito publicando en la prensa belga un anuncio por palabras con todas estas referencias como pliego de condiciones.

El séptimo día fue hasta el aeropuerto a decirle adiós. En verano, el aeropuerto de Palma es la versión industrial de un centro de compraventa de esclavos. Hay un injerto de irracionalidad en la trama por la cual aquella vieja holandesa, arrugada y casi extinta, que hace cuatro horas todavía regaba tulipanes en una ciudad provinciana, descienda renqueante del avión, sea identificada por un guía, afiliada a un contingente multinacional, embarcada en un autocar atestado y a la media hora pueda cruzar una calle en *shorts,* en cualquier playa, para comprar una postal. Aquel día Jaume aprendió que los adioses duplicados se evaporan y se diluyen. Se despidieron con un gesto inerte mientras los altavoces reclamaban una presencia ininteligible. Regresando en vespa del aeropuerto decidió comprarse un coche.

III

Habían querido fotografiarse imitando la instantánea de la boda de los padres de Jaume. Tina, sentada con el ramo de novia en la falda, tiene una expresión de tragicomedia feliz en los ojos y Jaume, de pie, con el pecho abombado —iba fajado de tórax por las dos costillas fisuradas la noche anterior—, sonríe y reposa una mano con indolencia en un alto trípode de mimbre coronado por un jarro de flores triviales. Es posible, porque años atrás la entrada en la vida matrimonial trascendía con mayor pompa y circunstancia, que no tengan el aplomo adusto de aquella otra pareja que querían imitar.

Entonces se llevaba eso de casarse por la tarde, en iglesias recónditas y con curas con jerseis de cuello alto y poco respeto por la liturgia, pero la tía Joana insistió en que la boda se celebrara al mediodía, en una iglesia céntrica y que fuera un canónigo quien anexionara para siempre las vidas de Tina y Jaume. Coincidía, además, con el ascenso a comandante de su marido, destinado entonces a funciones indefinidas en materia de huérfanos y viudas.

Por las cristaleras del club náutico, se veían los yates y los veleros meciéndose esplendorosos en el mar azulado de abril. El canónigo, sordo y achacoso, con ojos líquidos y lentos, repitió de todo el menú. Jaume recordaba su primera comunión, en pecado mortal o venial, en la misma iglesia y con el mismo canónigo. Sin interés por la religión o las certidumbres sociales, había arrebatado —al comulgar o al casarse— el tiempo a la liturgia para dedicarlo a contar los travesaños del altar, los candelabros, observar las nucas de los monaguillos o el cándido temblor del canónigo. La ceremonia fue breve, y el sermón, eficaz: tuvo un ingrediente de eternidad y una satisfactoria aspereza fonética acorde con cualquier tiempo pasado. Sonó el órgano. Dijeron que sí. Cuando fueron a firmar a la sacristía, Jaume pensó en un acantilado desde donde los amigos, que la noche antes le habían ofrecido la despedida de soltero, le contemplaban, con la mirada fatigada y lustrosa de quienes han dormido poco.

Habían querido ir, a propuesta de un traumatólogo malcasado, a un bar de azafatas. Aquella noche, precisamente, todas volaban y alguien tuvo que decir que siempre llueve sobre mojado. Cenaron profusamente, demorándose en los rencores infantiles, en la conversación escolar, en las hostilidades atávicas y en los celos de origen ya olvidado. La noche consistía en salir de todas partes cuando ya ponen las mesas cabeza abajo. A las cuatro de la madrugada es difícil mantenerse en pie sobre el capó de un coche que arranca. Sansó se había roto un *blazer* recién estrenado y Jaume se resquebrajó dos costillas. Lo fajaron en la consulta del traumatólogo mientras los demás miraban radiografías, tomaban bicarbonato o buscaban preservativos en el armario de los fármacos de muestra. Las noches de despedida de soltero son cada vez más caras y anodinas.

En el comedor del club náutico Jaume y Tina habían partido la tarta de cinco pisos entre los aplausos generales. Los chillidos de los niños y niñas que corrían por la terraza, con las corbatas desanudadas, los calcetines arrugados y un mechón de pelos sudorosos desentonando del peinado de la mañana, confundían las musiquillas de la orquestina. Tina había insistido en ello, indiferente al anacronismo del mediodía, tal vez únicamente para poder abrir el baile. Alguna tía soltera, sonrosada por el tibio espumoso, bailaba con un sobrino exageradamente galante. Por diástole, las mesas de los solteros habían acaparado el jaleo. La tía Joana lloriqueaba con las amigas. Un comentario sicalíptico hacía reír en la mesa de los parientes más pobres.

Cuando la gente —como los internos de un pensionado que se van de vacaciones— comenzó a irse, Tina y Jaume, a uno y otro lado del comedor, se miraron y sonrieron —por la vida confortable, amén— con la misma sonrisa de la fotografía. Precisamente entonces una prima con corrector dental y un lazo azul en el pelo se acercó a Jaume y de un tijeretazo fulminante le cortó la corbata a la altura del cuello. Casarse cansa.

IV

Sin la sinceridad embarazosa de los amores faltos de hábito, Tina y Jaume abordaron el destino talámico con soltura. Conocían las respectivas cotas de infantilismo u opacidad, y nunca se aventuraron por los derroteros inhóspitos del otro cónyuge. Fundamentaban la vida en las ficciones pacientes y fieles. Tuvieron gemelos: dos chiquillos rubios y circunspectos que lloraban al unísono y comían como limas. Jaume compró una «Harley Davidson» para ir a la farmacia. A primera hora de la mañana adelantaba rápidamente la hilera adormilada de coches en dirección al aeropuerto y a lo largo de la prolongada playa la ligera arena alzada por el viento le rebotaba en la visera del casco. Por el camino cotidiano sopesaba los indicios del tiempo, el mar picado, el cielo de plomo, el sol vetusto, los carteles crujientes y los toldos de tiendas y cafeterías hinchándose de viento y restallando, mientras tímidos turistas miraban tres veces a derecha e izquierda antes de cruzar hacia la playa estampada de algas. Al atardecer, las luces auguraban la llegada a la ciudad, las avenidas colapsadas de tráfico que él esquivaba con la moto, las cafeterías con vaho en los cristales, las colas en los cines con films de terror o sexo maquinal, una desolada sala de bingo y la parada de autobús de extrarradio con parejas mirando al vacío.

Fue la fortuna o el destino el que puso en su trayecto un «dos caballos» con monjas que, sin mirar atrás, quisieron adelantar un autocar vacío de turistas. En el suelo, Jaume sólo tuvo tiempo de apagar el contacto y detener el íntimo rumor del motor mientras un tapacubos del «dos caballos» rodaba con sonsonete metálico por la carretera, y el resoplido de las puertas del autocar dejaba oír una radio estrepitosa. Se perdió en el pálpito vertiginoso de sangre y adrenalina y sintiendo, con estremecimiento, la raspadura granular del hueso roto. Fue un amigo —¿cuál?— quien le fotografió en la cama de la clínica, con la pierna colgada en lo alto y barba de una semana.

En la clínica dedicó una reserva mental a revisar los cofres que guardaba de la vida. Comprendió —mientras los gemelos querían tocarle la escayola y Tina explicaba por teléfono por milésima vez el accidente y el proceso de recuperación— que no tenemos derecho a abrir una puerta ya abierta. El placer de evocar el presente es superior a la nostalgia.

La lírica del bienestar doméstico tiene instantes de máxima intensidad, de gran aria. En los entreactos, dilatados hasta la frontera de la hora de la cena de los niños o de la visita inesperada, Tina maniobraba para conseguir que él se decidiera a vender la moto. Habría sido difícil que Jaume, de buenas a primeras, aceptara, porque ahora creía que los accidentes eran el principio de indeterminación de su vida. No eran la escuela de la fatalidad, sino una ventana bien abierta, el instante en que todo era posible. Los gemelos, por otra parte, le habían privado, eventualmente, del instinto de buscar padre. No quería aparcar la moto en un mundo a mitad de camino de la inmadurez y el ocaso. Pero, al mismo tiempo, verse fotografiado en la habitación aséptica de la clínica con la pierna escayolada y colgada en alto, inmovilizado por un accidente, le desdecía de una simetría añorada, la nostalgia de la casa propia, de los objetos que ya viven con pasado y emblema. No convenía hostigar más su destino accidentado pero benévolo.

Por todo ello, con ternura y arrepentimiento, la última noche en que Tina insistió para que vendiera la moto, Jaume le dijo rotundamente que no, pensando, paternalmente, que sí.

EQUINOCCIO DE OTOÑO

A fines de septiembre se encontró intentando conquistar la indiferencia dentro de un autobús. Aquellos días, los autobuses de Barcelona iban llenos de muchachas sentadas con los nuevos libros de texto en la falda, abiertos en la primera página, con la mirada perdida entre el tráfico y la oscuridad de los crepúsculos de otoño. Era la época fugaz de las mujeres que todavía llevan las medias mal ceñidas, arrugadas en los tobillos, marcando unas estrías indecisas que tienen el atractivo de un descuido ligeramente perverso sobre la piel bronceada de verano. Robert siempre había querido definir su imagen futura con el rigor preciso de un tiralíneas y, habitualmente, el juego de escuadras se le movía y la línea recta se desviaba, quedando exacta por un lado y alterada por el otro. Le convenía decidir que no intentaría poner más puntos ni comas ni paréntesis a su vida. Viviría las catástrofes a distancia, con indiferencia. El equinoccio de otoño podría ser un buen hito: hacía más de dos mil años que la constelación Aries había nacido, el día y la noche tendrían la misma duración, el sol estaba exactamente sobre el ecuador. Bajó del autobús en el preciso momento en que comenzaba a llover.

Con prisa para no mojarse, Robert dio, ritualmente, tres vueltas a la manzana antes de subir al piso del Triángulo. En el material sintético de la cabina del ascensor, la tribu humana había grabado los signos de desolación de la carne y la política. Robert pensó en mutaciones, en el océano Atlántico irrumpiendo, hacía cinco millones y medio de años, en el mar Mediterráneo. Las alteraciones del mundo le deslumbraban, por contraste con una metamorfosis individual hecha de indecisiones y dudas. Con el timbre del ático segunda hizo las señales del Triángulo.

Abrió la puerta el Dos. Era un profesor de diseño textil, de cincuenta años, bajito y fornido, escrupulosamente vestido de gris. Llegaba al Triángulo desde una remota escuela universitaria, tenía una sintaxis rotunda y todos los «tics» de un erudito centroeuropeo exiliado en una universidad norteamericana de poca categoría.

—Tres, ¿has adoptado las precauciones preceptivas?

Robert asintió. Muchas veces, pensaba caminando detrás del Dos por el pasillo, el espíritu geométrico tiene encarnaciones paradójicas.

El ático, vacío de muebles y sin cortinas, tenía la incómoda provisionalidad de la intemperie funcional. El Uno estaba sentado en una caja de embalar. Los tres hombres se estrecharon las manos.

—¿Sabíais que hoy es el equinoccio de otoño? —dijo Robert.

—Pronto llegará el tiempo del gran sol, el sol de la realidad exacta y no de la utopía —dijo el Uno, mientras convertía la realidad exacta en utopía. En esencia, el Triángulo era un método para imponer la perfectibilidad humana.

El Uno habló en tono perentorio.

—Tengo noticias de otros triángulos: hay malentendidos, disensiones sobre música infantil y dietética rural.

—Eso quiere decir que están más avanzados que nuestro Triángulo —dijo el Dos.

—Eso quiere decir, Dos —dijo el Uno—, que podemos tener infiltrados. Nunca exageraremos bastante cualquier medida de seguridad. Todavía no es el momento de convencer por la razón. Primero hemos de tener el poder.

Más de una vez Robert se había preguntado cuál sería el estado de ánimo de quien ha previsto estoicamente la caída del Imperio Romano pero no está dispuesto a la llegada de los bárbaros. El Triángulo era como un club en el que, en el interregno de la invasión, se pudiera discutir de óptica o jugar largas partidas de ajedrez. Después llegaría el éxodo *urbi et orbi.*

El Uno comenzó a hablar. A veces consultaba las notas de una libreta de piel negra. Era elocuente y cálido, como quien habla de un designio externo que le es vital. Poseía una industria en auge y más de una vez había hablado con la condescendencia del hombre de acción. Era curioso que ahora formulara una enmienda a la propuesta triangular de subrégimen familiar.

—Debemos terminar con la ignorancia activa, con los sentimientos confusos.

El Uno coincidía con la propuesta del gran Triángulo: la familia debe convertirse en un núcleo de racionalidad, ahuyentando el impulso atávico, el odio gelatinoso, la emoción irracional.

Robert cultivaba profusamente el sentido de la irresponsabilidad y, entre otras cosas, con frecuencia no escuchaba los programas del Uno y del Dos. Con el vago telón de fondo de una reflexión del Uno sobre la necesidad de un castigo mortal para el incesto o el suicidio, el Tres entornó los ojos para conseguir el azul índigo de sus mejores sueños. Imaginaba el futuro triangular con palacios de mármol nacarado, gongs obedecidos y la mística de las armas. Entonces ya no habría necesidad de indiferencia. Sólo el secreto poseería el poder. Los mensajeros cabalgarían de día y de noche hasta los confines del imperio para dictar normas de agrimensura, nuevos rituales, la censura estricta sobre la palabra pronunciada en el ágora. A menudo, la premonición le culminaba en los fetiches de la carne.

—Creo, definitivamente, que el factor suegra debe ser eliminado del esquema triangular —dijo el Uno, apartando la vista de la libreta de notas.

—Es plausible —dijo el Dos.

Robert asintió en silencio. Tenía la impresión de que el Uno acababa de solucionar una grave cuestión personal.

—¿Está de acuerdo este triángulo en que tramitemos esta enmienda al gran Triángulo? —pidió el Uno.

—Algunos aspectos de higiene puerperal son ratificados, Uno, por una enmienda mía sobre cromática y ropa interior —dijo el Dos.

El Triángulo sostuvo un largo silencio. El motor del ascensor resonaba en el ático vacío como una siniestra maquinaria quirúrgica. El Dos se levantó con las manos en los bolsillos y, caminando por la habitación arriba y abajo, comenzó a explicar su propuesta de enmienda sobre colores y ropa interior. Era un caudal de precisiones sobre formas y materiales que iba adquiriendo la forma obsesiva de una descomposición cerebral. El Dos hablaba reforzando sus argumentos con encogimientos de hombros y un parpadeo pedante que conectaba a Robert con la universidad.

En las catacumbas del bar, el último año de carrera, había conocido a un adjunto de microfísica que le había introducido en el Triángulo. Era urgente acabar con la filosofía: sólo un programa exhaustivamente concreto podría ser eficaz. El Triángulo sabía que sólo las sociedades secretas pueden controlar, y quería imponer la razón, el método enciclopédico. Miraban con menosprecio a los estudiantes de letras que divagaban destruyendo la capacidad del lenguaje. Eran sarcásticos con la imprecisión y la falta de normas. Ante la inconcreción, forzosamente el Triángulo había de dominar el mundo. Los sofismas inexactos eran el enemigo del sistema triangular. Robert comenzó a participar en las reuniones de un triángulo porque buscaba allí, tal vez, convicciones, pero sobre todo porque le fascinaba la prolijidad del programa triangular abundante en subdivisiones, enmiendas y la minucia exhaustiva.

—Sobre esta cuestión tengo ideas muy claras —dijo el Dos, columpiándose como una peonza. Comenzaba su intervención socrática.

—¿Sabíais que los hititas habían prohibido el color amarillo y que los incas sancionaban a quien lo utilizara?

El Uno escuchaba con toda atención, desde la triangularidad olímpica.

—¿Habéis visto alguna vez algún reptil que no huya delante de un cromatismo amarillo o delante de algo que amarillea? —prosiguió el Dos.

Robert a menudo se distraía. En la fábrica, el director del laboratorio le había culpado, con razón, de más de un descuido. Vivía midiéndose, detallando cada estado de ánimo y de repente, en pleno trabajo, le alcanzaban epifanías crueles, premoniciones espantosas, fulgores de un futuro atávico. Utilizaba el Triángulo para hacer un esfuerzo de concentración, pero sólo le atraían las minúsculas anécdotas del cataclismo europeo. Veía los jabalíes pastando por el continente derruido, el estigma babilónico, la guerra constante, las ortigas cubriendo los caminos de la civilización, los dragones ocultos en la vegetación ponzoñosa. El Triángulo quería ser el robot contra el virus de la descomposición. Robert todavía no sabía si sería necesario que el método triangular fuera también un fracaso en medio del ortigal.

—El color amarillo es la esencia de la irracionalidad. Es la amarillez, el caos. Sobre esta cuestión tengo las ideas muy claras. No es el color de la intuición, sino el color de la destrucción. ¿Habéis visto alguna vez algún simio que no se asuste delante de un trapo amarillo? —preguntó el Dos.

El Uno y el Tres asintieron con convicción.

En el zoológico, Robert tenía un amigo. Gilgamés pintaba en el cristal de la jaula mojándose los dedos en sus propios excrementos. Era un gorila sobrio que pintaba como si realizara un deber. Trazaba espirales, abanicos, volutas, zigzags y círculos. Cada domingo Robert iba a verle. Ahora Gilgamés permanecía inmóvil, por mucho que los turistas le hicieran muecas queriendo escarnecer los tópicos de un simio. Gilgamés, impertérrito, se rascaba un muslo o se pasaba la mano por la frente como si quisiera esfumar un indicio de idea.

—¿Me creerá si le digo que la perspectiva zoológica me estimula el apetito? —le comentó un domingo a Robert un viejecito pulcro, que con sombrero, paraguas y abrigo negro estaba observando también, bajo el fuerte sol de mayo, como aquel día Gilgamés dibujaba sin parar.

Robert le dijo que era posible y que, en cualquier caso, era una perspectiva amena.

—El azar. Sí, el azar —dijo el viejecito—. Realmente la cultura ha sobrevalorado la diferencia entre nosotros y este gorila.

—Yo le llamo Gilgamés... —precisó Robert.

—Muy acertado, joven, muy acertado. Sin duda. Sí, todos somos fósiles de alguien.

—No creo que Gilgamés pueda tampoco sobrevivir cuando llegue la nueva era glacial —dijo Robert.

—No lo creo. La cultura ha roto el espejo. El espejo de la naturaleza. Ahora todos los paisajes tienen un noventa por ciento de cultura. Los zoológicos son cultura. Gilgamés es cultura.

—Entonces no hay por donde cogerlo. No podemos tener ninguna conducta al margen de la cultura, ¿no cree? Y, en tal caso, ¿cómo podemos saber cuál es la conducta real, tangible?

—Exactamente, joven, exactamente. Eso ya se ha complicado demasiado. ¿Usted es electricista? No. Yo tampoco. Si un electricista enferma, mil personas sufrirán una carencia doméstica. ¿Le gusta viajar? Cuando pase con el avión por encima de casa, me despertará. ¿No fuma? No. Hará que legislen y me impidan fumar a mí.

Robert le dijo que era previsible el exterminio. El hombre es un incauto.

El viejecito se sonó estrepitosamente. Gilgamés dejó de dibujar y se miró, fijamente, la mano pringada como si reflexionara sobre la práctica de la pintura, los enigmas de la representación y el secreto de las formas.

—Concretamente, joven, concretamente. Algo de eso hay. Mire, yo he sido vegetariano toda mi vida. Toda mi vida. Y ahora, finalmente, a mis ochenta años, ¿qué quiere que le diga? Un buen bisté es un buen bisté.

Saludó a Robert y Gilgamés con el sombrero y se fue a saltitos, hacia el delfinarium.

El crepúsculo ya había oscurecido por completo el ático segunda. El Dos hablaba en la penumbra, sin dejar de pasear. De repente se paró delante de Robert y le preguntó:

—Supongo que tú también tienes las ideas claras sobre esta cuestión —y calló como si esperara respuesta.

—Quieres decir... En concreto... —vaciló Robert, distraído.

—El color amarillo..., ¡estoy hablando del color amarillo! ¿Comienzas a entenderlo, Tres? ¿Nunca te ha sorprendido que yo no dijera nada amarillo? ¿No has oído hablar de la pigmentación amarilla? ¿No te ha sorprendido que la amarillización sea inconsciente? Corrompe nuestros procesos corporales, deteriora la razón... Tenemos que actuar. Con ideas claras. Tenemos que extirpar el color amarillo de la ropa interior. Las estadísticas lo demuestran... El amarillo es una sustancia maligna, irracional, no triangular —concluyó el Dos, agotado.

—Efectivamente —dijo el Uno—. Creo que debemos de introducir esta enmienda. ¿Lo aceptas, Tres?

Robert se estudió el parpadeo irrefrenable del Dos, como el faro que señala un rompiente peligroso. El resto del Triángulo le miraba intrigado, el Uno cautivado por su propia angularidad perfecta dentro del esquema triangular, el Dos desde el morse enloquecido de sus párpados. Robert añoró la indiferencia dentro de la imperfección. No encontraba ninguna sintaxis que juntara las palabras, que, igual que objetos holgados dentro del maletero del coche, se movían por una mente imprevistamente vacía, traqueteando a cada intento de pronunciar la respuesta que los otros dos aguardaban. Diríase que velaban a un enfermo y que Robert era el pariente llegado de fuera, del cual se espera una convincente demostración de duelo. Robert sonrió, arrugó la frente, carraspeó, se levantó de la caja de embalar repitiendo los pasos del Dos en torno a la habitación vacía. No sabía decir nada. La triangularidad vacilaba.

—¿Me permitís? Tengo que ir a..., ¿me entendéis? —dijo.

Salió al pasillo buscando el cuarto de baño, pero la puerta de salida del ático segunda le atrajo inmediatamente. Bajó las escaleras de cuatro en cuatro. En la calle ya no llovía. Caminó pausadamente hasta recobrar el latido normal del corazón. Sólo se le ocurría una carcajada delante del horizonte sangriento de los crepúsculos de la razón. En los alrededores del equinoccio una mujer había querido disparar contra el presidente de los Estados Unidos, en Turquía dos mil personas habían muerto en un terremoto, Papúa Nueva Guinea celebraba la independencia con fuegos artificiales. El mundo era especialmente idóneo para que nadie pudiera realizar en él sus propias capacidades. Después de la lluvia, Barcelona tenía un instante translúcido que procedía de la frescura suelta y alegre de los plátanos, pero ninguna música sin contradicciones aterciopelaba la nueva noche. Robert entendió que los atributos de la indiferencia le resultarían un bien remoto.

SEGUNDO TRIMESTRE

I

Por la ventana abierta de par en par sobre el patio, Arnau contemplaba el estrépito del último día del trimestre. Con el timbre del final de las clases, el colegio había atronado de gritos, carreras, silbidos y portazos, y ahora, en la oscuridad precoz de aquel invierno tan frío, los alumnos subían tumultuosamente a los autocares, se arremolinaban en torno a una pelea o luchaban como gladiadores blandiendo las carteras atestadas de libros. El vuelo parabólico de un libro disparado desde un autocar fue rematado por un chut y quedó abierto con las tripas hacia arriba. Salían haciendo sonar los timbres de las bicicletas y pedaleaban vigorosamente por la pendiente de salida hasta que, más allá del vasto patio de cemento iluminado por los reflectores de la pista de baloncesto, la oscuridad de la calle les engullía. Las ventanas de las aulas se iban desempañando y el vaho de traspiración adolescente, tiza, zapatos mojados, goma de borrar, papel arrugado y tinta china, desaparecían. Arnau espiaba por la ventana esperando aquel silencio particular que invade al colegio un último día de clase. Poco a poco, la masa de los alumnos —a pie, en autocar, en bicicleta—, más belicosa que de costumbre, se iba esfumando. El patio desierto quedaba como una sombra inerte y desnuda. En la esquina de las duchas, los monitores de gimnasia, con el anagrama del colegio en los chándales azules, charlaban antes de irse. Muy pronto los chicos estarían en los futbolines de la plaza de la estación, aguardando la salida de las niñas de las monjas, descascarando pipas, cacahuetes, avellanas, pringándose del aceite de los churros. Arnau recogió la cartera y el legajo de exámenes y se dirigió a la puerta. Entonces descubrió al padre Cerdá.

—Nada, Subies, nada. Venía a apagar la luz.

—Ya me iba, padre Cerdá. Puede apagar —le dijo Arnau.

La devoción del padre Cerdá consistía en apagar las luces cada noche, y su única obligación, la de confesar cada martes. Como todos los sordos, hablaba con voz potente, y su confesionario —en una capillita lateral— reunía una gran cantidad de alumnos que a la hora de la misa diaria obligatoria esperaban oír la voz del confesor dominando el susurro del pecador:

—¿Cuántas veces?

—¿Solo o acompañado?

—¿Te has mojado?

Crujía el confesionario y otra alma en pena se acercaba al veredicto.

Arnau bajó las escaleras mientras el padre Cerdá, renqueante y contrapunteando la cojera con el tup-tup de la contera de goma, se perdía por los pasillos vacíos, inundando gradualmente de oscuridad todo el edificio. La penumbra ocupaba las salas llenas de pupitres astillados y manchados de dibujos extraños, grabados por el tedio o por la obsesiva insidia de la adolescencia. Caminó por los pasillos en los que la ausencia de alboroto y de voces de los profesores hacía que el colegio pareciera más devastado que nunca. Las paredes, repintadas de verde oscuro, expresaban la erosión de generaciones sucesivas que querían dejar la huella de su paso, el consecutivo palimpsesto de un testimonio rudimentario, el esbozo rupestre, el monograma autobiográfico, la simple erosión del roce de los cuerpos.

En la entrada de la sala de profesores, el padre director le dio la mano con la falsa naturalidad de quien todavía esperaba que se la besaran, y le deseó felices Navidades. Con la noción pétrea de que un colegio es un asunto de autocares que llegan y salen a la hora, alumnos que no fuman a escondidas, misa diaria y profesores respetuosos y malpagados, el padre director mantenía, desde hacía muchos años, una hegemonía sin complicidades. Tal vez era un dominio producto de la inercia y de la bancarrota espiritual de la orden, pero le parecía el más adecuado para controlar la turbamulta pubescente, las intrigas y las envidias, y abolir los percances de la rutina. En la sala todavía quedaban algunos profesores que recogían papeles y hablaban de buenas pescas, anginas, estufas de gas, pagas extraordinarias, la hernia y los pros y los contras del análisis arborescente.

La nueva profesora de historia entró en la sala con los ojos llenos de lágrimas.

—Padre director, no puedo más —dijo sollozando.

Detrás de ella entró Joan Mestres sosteniendo en alto unas bragas floreadas y saboreando la teatralidad de la escena.

—Padre director —dijo—, tengo aquí fuera dos sujetos que han colgado eso en la clase de Petra —y agitaba las bragas como si enarbolara una bandera conquistada.

—Ya lo hemos visto, Mestres, ya lo hemos visto. ¿Quiénes son? —dijo con voz cansada, casi inaudible.

—Alomar y Soler —dijo apartando la pipa de la boca.

Un rumor de aprobación se esparció entre los profesores —«No podían ser otros»—, seguido de una moción drástica —«No puede ser» y «Eso ya pasa de castaño a oscuro».

—¿Dónde está el padre prefecto? —el padre director estaba impaciente. Refractario como era a los golpes de teatro o de fuerza —que en un colegio son con frecuencia lo mismo—, aquel incidente le estorbaba.

—Está en la salida de los pensionistas —dijo el padre Riera—. Ya me ocuparé yo de ellos— y salió de la sala acompañado hasta la puerta por la mirada bovina de Petra, llena de agradecimiento entre lágrimas.

—Necesitan una lección —dijo el padre director—. Y tú, Petra, tranquilízate.

Salió de la sala de profesores con una inmensa fatiga en el corazón.

Todos llevaban prisa y fueron huyendo. En el vestíbulo, una luz mortecina iluminaba las fotografías de los equipos deportivos del colegio —en una de las más antiguas y amarillentas, se veía a Arnau con jersey y rodilleras de portero cuando el colegio ganó la copa escolar, en Palma, un domingo, catorce años antes—, las promociones de reválida, instantáneas de la banda de tambores y cornetas en procesiones y fiestas, y una vitrina con todos los trofeos, copas y banderines. Don Bernat se envolvía el cuello con una bufanda, sosteniendo la cartera entre las piernas. Mientras se abotonaba la gabardina y se colocaba una boina hasta las orejas, comentó:

—Esas profesoras. Ya he visto otras y ninguna ha funcionado. Siempre va vestida como para ir a un bautizo. Y esos chicos nuestros no quieren mujeres que manden. Eso terminará mal. ¿De dónde han salido estas bragas? ¿Lo sabes tú, Mestres? Confío en que, por lo menos, estuvieran limpias.

Sin aguardar respuesta, cogió la cartera y salió, cabizbajo, perdiéndose en la oscuridad.

Más de cuarenta años de clases de latín, crestomatías, declinaciones, las guerras de César, la perifrástica pasiva, conspiraciones romanas y miles y miles de tizas reducidas a polvo, desintegradas en el aire, convertidas en una nube desligada de lo que permanece en la pizarra entre el murmullo de la clase indiferente y el profesor cargado de hombros que mira con frecuencia la hora: don Bernat se jubilaba el año siguiente. Aquella tarde Arnau sintió una repentina simpatía hacia aquel hombre ya medroso, aquel destino rancio, definitivamente baqueteado por el estreñimiento y por innumerables rostros de alumnos presentes y pretéritos que le acechaban cuando por millonésima vez explicaba el aoristo en la pizarra, y cuando cada final de curso encontraba deshinchadas las ruedas del coche.

II

El dos caballos de Arnau arrancó a trompicones, y con jadeantes resoplidos hizo marcha atrás dentro del patio y salió a la calle, en dirección al puerto. La plaza y la calle mayor estaban llenas de chiquillos animosos que gritaban fuerte y enarbolaban las carteras con arrogancia. Aquellas primeras horas de vacaciones les hacían sentirse en libertad y fomentaban su osadía. Arnau se detuvo a comprar pan y cuando entró en el horno estuvo a punto de derribar un árbol de Navidad lleno de bombillas intermitentes, nieve de algodón y rutilantes adornos. En la tierra de la maceta del pinito, un Niño Jesús, una Virgen María y un san José de plástico temblaban de frío sin el buey y la burra que calentaron con sus alientos humeantes la noche gélida de Belén. La época había consumado ya la sustitución de los belenes de musgo por árboles de Navidad.

Por las pendientes del puerto, el dos caballos, remolón y cachazudo, denotaba el cambio de marchas piafando como un caballo agotado. A partir de la última revuelta ya se veían las luces de las casas del puerto y, mientras descendía, aquel resplandor se iba convirtiendo en una red de fulgores suaves y anaranjados, la promesa de una mediocridad áurea, luces nacaradas que ofrecían la paz conyugal, el hogar benigno. Un gran nubarrón comenzaba a relampaguear.

Joana andaba atareada por la cocina, con el transistor a todo volumen.

—¿Qué haces, nena? —dijo Arnau desde la puerta.

—¿Quieres ver dónde está Pepet? Llevo más de una hora sin oírle.

Arnau inspeccionó la casa buscando a su hijo pequeño. Descubrió la puerta del baño abierta. Pepet estaba sentado en la taza del water y hacía fuerza con crispación, con los ojos cerrados y la frente arrugada por el esfuerzo. Arnau entró en la cocina.

—Nuestro Pep está sentado en el trono. ¿Qué preparas para cenar? —Y pellizcó un brote de lechuga.

—Ya lo sabrás en su momento. Vete. ¿Ha habido algo nuevo?

—Bullicio de final de trimestre. Mucho jaleo.

—¿Tienes muchos trabajos para corregir? Mañana podríamos salir a buscar musgo y boj y haríamos de una vez el belén. Dolors ha aprendido un villancico en la escuela y se lo quiere enseñar a Pepet —dijo Joana.

Como tantas otras tradiciones que se pierden, hacer el belén es un rito anual que retornará de la mano de los mismos espíritus que hoy olvidan la costumbre y mañana querrían recuperar su leyenda.

—¿Dónde están los pastorcillos? —preguntó Arnau, e inmediatamente recordó que el año antes Pepet lo había roto todo.

—He comprado otros nuevos. Muchos pavos y pastores y molinos de viento. Pepet soplará. No te lo vas a creer, pero hay gente que los compra de plástico.

—¿Dónde está Dolors?

—Está mirando grabados en la salita. Ve con ella, ve. Cuéntale algún cuento. Hoy me ha hinchado la cabeza porque quería que le contara aquel de Bernadet, Bevim y Corrim.

Arnau echó una mirada a la salita. Dolors estaba sentada en el sofá, contemplando absorta un tomo de razas humanas y, sin fijarse en su padre, seguía embebida en la fotografía de un poblado palafítico. Sus ojos verdes estaban fijos —una ola de cabellos rubios caía encima de su frente reflexiva —en aquella imagen de vida lacustre. Años más tarde aquella instantánea podría flotar durante un segundo en medio de la corriente de la memoria, y brillaría, fugaz, como la moneda de oro que un golpe de azada desentierra en el huerto de tierra milenaria. Eran las horas muertas de la infancia hojeando geografías anacrónicas, atlas con papeles de seda para proteger las tintas, grabados de libros de exploraciones. Haciendo una utilización ilusoria del derecho de paternidad, Arnau imaginaba a Dolors como una virtuosa de la música: tenía una inteligencia precoz, preguntas contundentes e inesperadas expansiones emotivas, como si estuviera predestinada a mantener la inocencia en tensión contra el tiempo.

Salió a la calle para sacar la cartera del coche. Más allá de las pitas del paseo, el mar se encrespaba y un relámpago en forma de horquilla iluminó un nubarrón amenazador y tronó a lo lejos. Regresó y fue a su estudio a corregir exámenes. Encendió el flexo y tomó posesión de aquella semiesfera de luz, el igloo que le protegía del mundo de cosas y gente. Con aquel flexo había estudiado en una pensión barcelonesa donde un lavabo completamente rajado no paraba de gotear, y ahora, cuando tenía tiempo, llenaba hojas sobre el gran teorema de Fermat. El retrato de Pierre de Fermat, recortado de una enciclopedia, aparecía en medio de los libros: la mirada decidida y brillante de aquel matemático del gran siglo francés encajaba con el esbozo de bigote desdeñoso, las finas facciones, las cejas altas, las mejillas perfiladas y el cuello alto de una de las mejores inteligencias del siglo diecisiete. Fermat había escrito su último teorema en los márgenes de un libro y afirmaba que había descubierto su demostración pero que allí no tenía espacio suficiente para explicarla. A partir de entonces, los matemáticos, confundidos, han querido demostrar o refutar el teorema, y Arnau era uno de ellos, con la vaga excusa de que existía un premio de una sociedad matemática.

Cenaron pronto. Arnau iba contando el cuento del moro amigo del rey que, para salvar a su amigo, consintió en volverse de mármol poco a poco. Dolors comía los gajos de una naranja y contemplaba la pulpa abierta de la fruta como si temiera que también pudiera volverse de mármol. Pepet, absorto, sentado en la sillita alta, escuchaba como si lo entendiera todo, parecía fascinado por aquel cuento terrible, y al mismo tiempo se despejaba, golpeaba con la mano la tabla de la sillita y pronunciaba un discurso ininteligible pero lleno de énfasis y arrebatos retóricos, como un comentario a la tragedia del moro amigo del rey.

Por las noches, Joana leía la novela más larga que encontraba: sagas familiares con una historia contrapunteada por la fortuna y el exceso carnal, vastas epopeyas domésticas avaladas por el amor o la minucia familiar. Leía como si hiciera punto. También eran adeptos del segundo programa de frecuencia modulada, el oasis vecino al simún pop y publicitario. Cuando sonaba alguna pieza dodecafónica, Pepet permanecía inmóvil y perplejo, como si esperara algún castigo desproporcionado, hasta que su madre apagaba la radio.

Cuando Arnau entró en el dormitorio, Joana ya estaba en la cama, medio adormilada. Oyeron cómo se iniciaba la lluvia y repiqueteaba en los desagües. Arnau le contó la escena de la profesora de historia y las bragas.

—Pobre Petra —dijo ella con la falsa compasión que utilizan las mujeres cuando saben que otra hace el ridículo—. Tendríais que ayudarla un poco... ¿No la llama Joan Mestres *virgo potens*?

Callaron en aquella hora de diciembre. La lluvia aureolaba un mundo ocre y antiguo, que mostraba la huella de las canciones perfectas y tristes.

—¿Quieres que te diga algo? ¿Qué te apuestas? —dijo Joana poniendo en juego la intuición femenina—. Creo que Petra persigue al padre Riera.

III

El día veintisiete por la mañana comunicaron a Arnau que el padre director había muerto. En el funeral hubo una aglomeración de alumnos que pugnaban por mojarse los dedos en la pila de agua bendita. En el primer banco, se sentaban las autoridades del pueblo y la familia del padre director. En segunda fila estaban sentados los profesores en diversas posiciones de abstracción, despiste o aburrimiento. Arnau pensaba que el padre director nunca le había molestado. Cuando por imperativos de gestación tuvo que casarse, le había pedido permiso para no tomar los días de vacaciones en la boda y poder cobrarlos. El director, con actitud de inquisidor benevolente y sin preguntarle nada, le dijo, con omnisciencia:

—Estas prisas, Arnau. No sabe esperar a hacer las cosas cuando corresponde. De acuerdo. Concedido. Cuando salgas dile al padre Sencelles que no se olvide de encargar maquinitas sacapuntas.

Y alzó la mano, como si impartiera una bendición pantocrática, perdonando a Arnau una impaciencia carnal tan fructífera.

Los alumnos se sentaron detrás, sin cuchichear apenas. Algunos de los mayores habían visto el cuerpo del padre director tendido en el ataúd, el cráneo empequeñecido, los pómulos óseos, el rostro como disecado en un rictus convulso ante la sorpresa despótica del dolor, las orejas puntiagudas y una caña poco disimulada por el hábito que sostenía la mandíbula del cadáver. Entre las manos tenía un crucifijo, aquellas manos peludas, con manchas hepáticas, que habían dado tantas comuniones, firmado actas de exámenes y nóminas, impartido absoluciones, desgranado tantas decenas de rosario en aulas de castigados de siete a ocho que contestaban a la letanía con un sopor estólido. La mano derecha era rápida al revolotear hacia arriba y la amplia manga del hábito ondeaba como un estandarte y la mano del alumno se retiraba dolorida con la marca encendida del puntero fundiendo entre sí las líneas del destino en la palma de la mano.

La comunidad entonó los cantos fúnebres y el recuerdo del padre director comenzó a hundirse en la oscuridad perpetua. La liturgia llenaba un inmenso vacío del corazón y —al igual que las mujeres que afrontan una muerte familiar preparando habitaciones, encargando misas, buscando sillas para los visitantes, pródigas en cálculo pragmático— disimulaba la muerte sin afectos de un hombre que había vivido en comunidad sin recibir de ello más frutos que un funeral. Aquel rito —aunque no ennobleciera ningún sentimiento ni regulara ningún dolor— servía para expurgar la presencia equívoca de la muerte, de un cuerpo frío, sin pulso, inerte. Junto a la rutina litúrgica y la indiferencia quedaba la difusa demanda de fe que los funerales —como un automatismo reflejo ante la muerte— siempre esparcen. Mediada la misa, el trote de pies y los murmullos delataron la impaciencia del alumnado. El padre provincial prolongaba demasiado el sermón. En el funeral del padre director, faltaría aquella simiente que —en el funeral de un hombre que deja mujeres e hijos—

germina distraídamente entre la apatía del sermón, el pésame, los monaguillos, la pompa fúnebre y la gente que entra y sale, y crece entre los hijos la presencia de una ausencia que se inicia; es la muerte del padre que se arraiga, toma cuerpo, inunda los surcos de la vida de los hijos, como un lago o una gran sombra.

Después del funeral se sentaron en la sala de profesores. Hablaban de pesca y caza, y Petra, con miedo a que nadie le hiciera caso, preguntaba con insistencia por los hijos de todos. Se acercó el rumor de hábitos y la voz eucarística del padre provincial empalagando los corredores del colegio. Cuando los frailes entraron en la sala, todos se pusieron en pie. El provincial entró acompañado del estado mayor de la comunidad, el padre Sencelles y el padre Riera. Rogó a los profesores que se sentaran y comenzó a hablar:

—Hemos perdido a quien dirigió este colegio tantos años. Que Dios le tenga en su seno.

Sonaron algunos tímidos amenes prematuramente conscientes de su inoportunidad.

—Comenzamos el segundo trimestre y no podemos estar sin director. Puede parecer demasiado precipitado, pero puedo decir en nombre de la orden que ya tenemos nuevo director.

Exactamente aquí situó una pausa en la plática. Era una técnica que utilizaba de manera universal. Engolaba la voz, recorría toda la escala de untuosidades verbales y convertía su gorigori en un jarabe curalotodo. Era una mediocridad profética, feliz de presidir cualquier ceremonial. Detestaba los viajes a Roma, hablar con desconocidos que no supieran que era padre provincial, el ayuno, la abstinencia y confesar mujeres jóvenes.

—Hemos tenido suerte. Nuestra orden tiene un padre adecuado. El padre Sampere.

Más de uno dirigió la mirada al padre Riera, delfín de la casa. Miraba indiferente por la ventana. Tal vez sabía que había confiado demasiado en su éxito, sin prever la venganza del padre provincial que no le perdonaba su tono impertinente, siempre rozando el límite de lo permitido, ni que fuera osado en el trato social, sin asperezas rurales.

—El padre Sampere ha terminado precisamente ahora los estudios de pedagogía y podrá coger el timón de esta casa y reformar su orientación si es necesario. —Se detuvo, sorprendido de la fluidez de su frase.

Un profesor de literatura terminó el cigarrillo y con un gesto distraído lo arrojó al suelo. El padre provincial contempló severamente la prolongada voluta de humo de la colilla que se acababa de consumir sobre el embaldosado blanquinegro. Hubo un movimiento diverso de iniciativas tímidas y sorprendidas. Petra, aparatosamente, apagó la colilla con la suela del zapato de falsa piel de serpiente. El padre provincial suspiró y prosiguió:

—El padre Sampere llegará el sábado de Reyes. Tendremos una reunión. He hablado con él por teléfono y quiere hablar con todos los profesores. Pido, por tanto, su colaboración— fugazmente siguió la mirada del padre Sencelles hasta la fotografía del santo patrón de la orden. El padre Sencelles, el deportista de la comunidad, tenía la nariz australoide, ojos de pez, y un aspecto de gallinácea que parecía predestinarle al estupro en los muelles de un puerto brumoso. Contemplaba absorto la fotografía de aquel santo melifluo, sentado cerca de las taquillas de los profesores —un nido polvoriento y maloliente de exámenes, paquetes de galletas rancias, libros de texto, libretas antiguas, claves de ejercicios, una botella de coñac, un bote de leche condensada, un fajo de cartas de amor limítrofes con la pornografía recibidas por un monitor de gimnasia, material requisado (tiradores de goma, bolas, peonzas y canicas), una caja de preservativos (de otro monitor de gimnasia) y un paquete de tampax (prudencia de Petra).

—Cualquiera de las iniciativas del padre Sampere es de toda la orden. No le abruméis con cosas de poca importancia. El ya se irá haciendo una idea. Creo que querrá hacer reformas.

El padre Sencelles enarcó las cejas y arrugó la nariz. Identificaba las reformas con picapedreros, sacos de cemento, electricistas y polvo por todas partes.

—El y yo estamos de acuerdo en que este colegio necesita

unas pequeñas reformas— y, sin despedirse, el padre provincial salió de la sala.

El padre Riera salió con él, con aire de romano estoico antes de la llegada de los bárbaros. El padre Sencelles se quedó embobado, calculando ya por dónde comenzarían las obras de reforma y bruscamente también desapareció.

Don Bernat, sin dirigirse a nadie, dijo:

—Eso acabará mal.

Al atardecer, exactamente cuando Arnau, en su casa, finalizaba los crucigramas del diario, Joana entró en el estudio y, con sorpresa, dijo:

—Arnau, ¡mira quién nos visita! —y dejó que Petra mirara por la puerta con un paquete de gran tamaño—. Ven, Petra, vayámonos a la salita.

Petra se sentó en una butaca que Pepet acababa de estropear y con torpe pomposidad entregó el paquete a los niños. Era un ciervo de plástico que hacía juego con el perfume que Petra, vestida como para una boda de cena fría, había esparcido por la casa.

—¿Cómo te van las clases, Petra? —le preguntó Joana.

—Muy bien, muy bien. A veces son muy malos. Bueno, Arnau lo sabe tan bien como yo.

Por suerte, Dolors canturreaba una musiquilla recóndita y pudo servir de tema de conversación.

—Dolors, ¿qué has aprendido en las monjas? —dijo Petra.

—Ya lo zé todo. Zoy una buena eztudianta.

—¿Tienes muchas amigas?

—Hay una niña que eztá ziempre zola. No tiene padre ni madre, pero nunca llora ni eztá trizte.

Petra esbozó una sonrisa desconcertada. No sabía que Dolors se lo inventaba casi todo.

—Hay unoz zalvajez americanoz que te cortan la cabeza y la hacen máz pequeña.

Petra era una mujer de formas fecundas, de un eros cautivo de la estupidez de hija única soltera, educada en las monjas de Palma y licenciada en una universidad peninsular de tercera.

Sentada en la butaca estampada, parecía fácilmente expugnable, y Arnau detectó un calor mórbido, un efluvio carnal de virgen a punto de estallar. Todo la predestinaba a la histeria de la mujer que, llegada sobradamente la hora de casarse, teme no llegar a tiempo. Arnau salió un instante y a la vuelta se las encontró en la cocina.

—Le he dicho a Joana que no quería estorbar.

—A Petra le hace ilusión ver cómo hago la cena —dijo Joana, con una ironía volátil como plumón.

—La señora María nunca me ha dejado entrometerme en la cocina. Está celosa. Y mi padre nunca ha querido que hiciera nada.

—¿Y qué harás cuando te cases? —preguntó Arnau.

—Jesús —contestó Petra, ruborizada—, de momento no hay peligro.

—Sé perfectamente que tienes más de un pretendiente —dijo Arnau.

—No te lo creas, imagínate... Vaya..., cuando estudiaba... pero en el pueblo... Sólo voy al cine a Palma y alguna vez, si hacen teatro, al Auditorium.

Se había hecho tarde y Arnau, intransigente con cualquier retraso a la hora de las comidas, comenzó a mirar el reloj y a mencionar el apetito que tenía. Llamaron a la puerta. Arnau fue a abrir y se encontró con el padre Riera, con un impermeable de nylon negro con el cuello alzado.

—Buenas noches, Arnau. He ido a confesar a las monjitas del puerto y he querido pasar para desearos buenas Navidades.

Arnau le hizo pasar, desistiendo ya de cenar a su hora. Entraron en la salita. Joana salió de la cocina secándose las manos en el delantal, sorprendida, con los ojos redondos de Petra mirando, como hipnotizados, por encima del hombro. Debajo del impermeable el padre Riera llevaba un *clergyman* hecho a medida. Sólo él, al margen de la red de protección eclesiástica y de la orden, sabría desarrollar el juego de codazos necesario para aplicar su ambición a la sociedad civil.

Saludó a Joana, Petra y los niños. Era la primera vez que les visitaba.

—Hace tiempo que quería conocer a esos chiquillos... ¿Eh, Arnau, tienes que ir al pueblo esta noche?

—No pensaba, padre Riera, pero le acompañaré. Aprovecharé para recoger cuatro cosas que Joana necesitaba —dijo Arnau.

—Oh, padre Riera, yo he venido en mi coche. Me iré pronto. Si quiere venir conmigo... —saltó Petra.

—Sí, muy bien, Petra. Así no molestaré a Arnau.

Hubo una pausa, como cuando el director de una coral da el tono de salida.

—No sé si es oportuno decirlo, pero la verdad es que todo el mundo confiaba en que usted sería el nuevo director, ¿no es cierto? —dijo Petra, esperando una unanimidad mundial.

—Una comunidad religiosa, amigos míos —dijo el padre Riera, y señalaba el cuello blanco del *clergyman*—, tiene estas servidumbres. Creo que la persona designada para hacer de director es la más apropiada —terminó con una displicencia innatural.

—¿Y qué sabe del nuevo director? —preguntó Arnau.

—Es muy joven todavía, Subies. Ahora mismo acaba de terminar los estudios en Roma. Le recuerdo del seminario. Iba cuatro años detrás de mí. Era un estudiante apagado, no tenía amigos y siempre iba detrás de los profesores. Debe haberse espabilado. Goza de toda la confianza del provincial. Yo no debería hablar así. Si le han elegido es porque seguramente tiene más cualidades que cuando era seminarista. Entonces era un pusilánime y halagaba a todo el mundo. Pero ahora, con toda seguridad, ha cambiado.

Arnau comprobó que el padre Riera no hablaba con rencor, sino fríamente decidido.

Hablaron del frío y de la Navidad, de los niños y de las monjas.

—Petra, no estés pendiente de mí, si tienes prisa, podemos irnos cuando quieras.

—Cuando usted quiera, padre Riera —y se fueron.

El cielo obtuso no clareaba y el rumor profundo del mar acabaría por acoger la lluvia cenicienta de los grandes días de invierno.

Todavía perplejos por las dos visitas, cuando cenaban Joana preguntó:

—¿Te has fijado en cómo Petra miraba al padre Riera?

—Petra mira así cualquier cosa que tenga dos piernas y bigote.

—Bueno, a ti no te mira así.

Enfadado, aquella noche Arnau no contó ningún cuento.

IV

El sábado de Reyes, Arnau invitó a comer a Joan Mestres.

—Ya me había acostumbrado a aquel viejo malhumorado —dijo Joan a la hora del café, esparciendo, con gesto de soltero, ceniza de la pipa por toda la alfombra— Sencelles, que es un palurdo, está asustado. No me sorprendería que Riera pidiera irse de aquí. De todos modos, todos los puestos buenos de la orden están ocupados. Realmente, el provincial le ha segado bien la hierba bajo los pies.

—¿No te parece que esta gente ha dejado la caridad para los laicos? —comentó Arnau.

—En realidad, son todos unos desgraciados que no sabrían dónde dar con sus huesos. Don Bernat, nada más salir de la reunión, ha dicho que esto terminaría mal.

En el puerto, el mediodía había estallado con resol de invierno. La masa azulada de los cerros, limpia de polvo, esparcía frescor de níscalos, caracoles y espárragos. La lluvia convertía la tierra mallorquina en una pequeña patria incondicionada.

—Ya veo que este hombrecito tendrá la obsesión de los traumas. Hace años que doy clases y todavía no he encontrado a ningún chiquillo con traumas. Estoy seguro de que, cuanto más se hable de ello, más saldrán. He tenido chiquillos cojos, con piojos y pulgas, tartamudos, bizcos, horrorosamente tímidos, pero nunca he visto ningún trauma —dijo Joan.

El nuevo director, el padre Sampere, había resultado un fraile raquítico, estrecho de pecho, con unos brazos larguísimos rematados por unas manos nudosas y huesudas, férreas. Era miope, hablaba untuosamente y las sibilantes asaeteaban de saliva. Tenía unos labios rojos, de fresa, que no encajaban con las manos y con la potente voz de trueno que parecía salida de las manos y no de la boca aflautada. Llevaba un hábito impoluto y una unción santa, combinada con la reticencia de tantos frailes mallorquines en mostrar su raíz payesa. Parecía un cuerpo encogido, desgarbado y desmañado, pero, en realidad, era largo y alto. Era a la vez el tímido valiente y el misionero destinado a ser mártir de las tribus salvajes.

—Ustedes saben perfectamente —más de un profesor desconfió de no ser tuteado por un fraile— que el padre director ha muerto. Ustedes saben tan bien como yo que la orden ha nombrado un nuevo director.

Mostraba la vacilación de voz de quien teme hablar en público pero antes se ha aprendido todo cuanto debe decir.

—Señores profesores —aquel énfasis introductorio hizo que los dos puntos gráficos casi revolotearan a la vista de todos, precediendo el discurso del nuevo padre director—: he querido reunir el claustro de este centro docente.

Miradas de sorpresa: más de uno no sabía lo que era un claustro docente.

—Para programar...

Alzó la mano como para prevenir un alud de protestas que no se había producido.

—...Sí, ya sé que tenemos el curso empezado y que el segundo trimestre comienza dentro de cuatro días, pero quiero pedir un esfuerzo al profesorado de esta casa. Todos juntos hemos de programar este curso escolar.

Hizo una pausa reflexiva. Nadie se atrevía a estirar las piernas. Cayó un chubasco y las gárgolas que daban al pequeño claustro conventual comenzaron a arrojar la lluvia. El padre Sampere se sacó un pañuelo doblado y se lo pasó por la frente abrillantada por una leve capa de sudor.

—Ustedes lo saben perfectamente. Nuestros chiquillos necesitan comprensión. La adolescencia tiene problemas psíquicos, y un trauma a esa edad es peligrosísimo.

Petra ponía unos ojos como platos y don Bernat mantenía la mirada fija en las baldosas.

—Un trauma adolescente es el enemigo que más debemos temer. Es peligrosísimo, peligrosísimo. Ustedes lo saben perfectamente.

Don Bernat se removió en la silla y el nuevo padre director, confundiendo la exasperación con el entusiasmo, le dirigió una mirada de agradecimiento, contento de haber encontrado un oyente comprensivo.

—Nuestros chiquillos estudian, pero eso no basta.

Tres cuartas partes de la sala dieron cabezadas de aprobación.

—Necesitamos crear buenos ciudadanos, portadores de valores cristianos.

Había perdido el miedo y además iba recordando —y el padre Riera también— un sermón típico de inicio de curso del seminario. Le estimulaba la circunspección del profesor que fumaba en pipa, la concentración del viejo sentado que miraba las baldosas, y que el profesor pelirrojo fuera tomando notas (en realidad, Oleza, de formación nacional, hacía un crucigrama y sólo le faltaba un río peruano de seis letras y con dos aes). El vapor cerebral de aquella sala sedimentaba como una nube multiforme: no volver a dejar la escopeta al cuñado; un esfuerzo sobrehumano para recordar un banco de salmonetes a una milla del puerto; la buena intención de ponerse calzoncillos largos para ir a cazar; una extraña nostalgia por el día gris y oscuro que no encontraba rimas en *-oc*; un cálculo desacertado del teorema de Fermat; el precio de cuatro neumáticos nuevos; la alineación del equipo junior del pueblo; rehacer por millonésima vez un recuento menstrual; intentar esclarecer o deducir, mirando sus caras, qué pensaban los demás profesores y si alguien coincidía en que el nuevo director era un considerable cretino.

El nuevo director —que no era un considerable cretino— prosiguió hasta más allá del mediodía.

—Se ha hecho larguísimo —comentaba Arnau en su casa, antes de comer.

—Creo que comenzaremos a hacer un ridículo que nunca habíamos hecho hasta ahora —añadió Joan Mestres.

—Somos una comunidad religiosa que tiene un centro docente para formar hombres portadores de valores religiosos —había seguido diciendo el nuevo padre director—. Pero todos ustedes saben perfectamente que somos más que una comunidad religiosa. Somos una comunidad. Una comunidad en la que todo el mundo ha de ser responsable. Todo el mundo: padres de familia, religiosos de la orden, alumnos y ustedes, profesores. Aquí todos comulgamos con la idea de servicio a Dios y a los demás.

»Yo llevaré el timón pero ustedes tienen que ayudarme a navegar. Comencemos. Ustedes saben perfectamente que hoy un centro necesita organización, organización y organización. Por dicho motivo les agradecería que el lunes, cuando comencemos, me traigan por escrito un programa de lo que piensan hacer durante el trimestre.

La consternación fue absoluta. Del tedio pasaron al terror. Petra, que no había explicado una sola lección durante el primer trimestre, quedó desencajada. Don Bernat, impasible y búdico, no expresó ninguna inquietud. Joan Mestres, entre un rumor no de protesta sino de incomodidad colectiva, consiguió hacer al padre Sampere un ingenioso tanto que Arnau captó sin que ningún fraile se diera cuenta. El nuevo padre director —confundiendo la disidencia con la aclamación— prosiguió la lección aprendida.

—Para facilitar esta labor de programación, el padre Sencelles ha hecho unas hojas para ustedes... Padre Sencelles, ¿quiere repartir las hojas?

El padre Sencelles las repartió evangélicamente. Para hacerlas se había perdido un partido de fútbol en la televisión.

—Miren: primer apartado, día y hora. Segundo, lección. Tercero, parte de la lección. Cuarto, material (o materia) extra. Ustedes saben perfectamente que a veces el material extra es más importante que el libro de texto. Cuarto, material... Ya lo había dicho. Quinto, problemas o ejercicios. Háganlo todo por duplicado... La copia será para el encargado que cada clase elegirá. Hemos de favorecer la participación de los muchachos. Estos encargados mantendrán informados a profesores y alumnos. De modo que ellos apreciarán este esfuerzo y responderán con entusiasmo. Hemos de conseguir la máxima participación. ¿Quieren preguntar algo?

Se inició un turno de preguntas inocuas por parte de profesores que querían que el nuevo director supiera de su existencia. Las respuestas tuvieron la mirada oblicua y los paréntesis de la castidad.

V

El primer día de clase del segundo trimestre culminó con el estreno de las «reuniones informales» con el padre director, que con el tiempo alcanzarían la entidad de suplicio. Fue la primera de una larga serie de sesiones dedicadas a las ventajas y los inconvenientes de los uniformes escolares, la elaboración de normas de urbanidad o, precisamente, la violencia a la hora del recreo.

—Juegan al zurriago o al quebrantahuesos. He visto cómo los mayores jugaban. Por una vez me callaré, pero, entre todos, tenemos que encontrar un método para reducir esta violencia. Confío en que ustedes encontrarán soluciones —terminó el padre director.

Los ojos fatigados de don Bernat, después de una reunión que duró más de una hora, no se dejaban sorprender por ninguna mirada cómplice. En primer lugar, la pedagogía del nuevo padre director había querido abolir el ritmo anual de los juegos y de las modas —piola, las peonzas, los tiradores, la caña de azúcar o las colecciones de cromos— que es un ritmo tan natural como las estaciones del año. Después había negado que el griterío y los bramidos de la hora del recreo eran un contrapunto al orden exigido en las aulas, sin reconocer que romper esta alternancia desfiguraría la naturaleza hacia un orden extraño. La violencia de la hora del recreo —tutelada por el padre Sencelles gritando, pitando, o con algún pescozón— era una tregua necesaria, en medio del horario escolar, en el proceso de domesticación de setecientos adolescentes. Arnau, de vez en cuando, por la ventana del aula, observaba a los dos o tres primeros alumnos que, apenas había sonado el timbre, llegaban al patio y corrían hasta la pared del fondo, gritando como salvajes. Llegaban allí y permanecían indecisos, temerosos de haber hecho una acción impropia, pero por suerte llegaba la gran oleada que se esparcía por todo el patio. Y como la vida estacionaria del año tiene interregnos inesperados, la vida escolar también tiene arrebatos fugaces, entusiasmos de escasa duración que suelen acabar en drama: un grupo de ladrones de matrículas de coches denunciado por un propietario colérico o la guardia civil que atrapa a los que rompen farolas.

—Este hombrecillo acabará mal —dijo don Bernat cuando salió.

Todos comentaban que el padre Riera había desaparecido. Mientras tanto, el nuevo director, que quería hablar de todo con todos, semejaba a alguien que, medio dormido y a oscuras, palpara la mesita de noche buscando el despertador que suena para detener su timbrazo. No tenía el instinto de saber que ante un grupo de adolescentes la precaución exige que la autoridad preceda al respeto.

No podían hacer otra cosa que habituarse a la nueva manera de dirigir el colegio. Los alumnos todavía no habían entendido el nuevo campo de acción que les ofrecía la pedagogía del nuevo director, y seguían tramando la oscura estrategia de la adolescencia entre pupitres astillados y manchados de tinta.

De repente los atardeceres se alargaban y, yendo hacia el puerto, Arnau llegaba a tiempo de ver la puesta de sol encendida, los días de horizonte empurpurado, los atardeceres de estratos desgreñados encima del sol que se zambullía en el mar.

—Cuando he entrado en el lavabo —le contaba Joan Mestre a la hora de merendar—, he encontrado al padre director que anotaba en una libreta las inscripciones de las puertas de los wáteres. Estaba absorto y creo que no me ha visto. Me he sentido tan ridículo que no he podido mear. Arnau, yo ya he perdido el norte. ¿Y si toda esta psicología fuera de verdad?

Ya les habían escamoteado todos los sábados, reunidos con el nuevo padre director y sus estadísticas, las curvas de aplicación, los porcentajes y las fichas individuales, los estudios sobre la situación psicológica del alumnado. Todos los alumnos, uno por uno, iban pasando por el gabinete de psicotécnica, la gran atracción de feria del segundo trimestre.

Triturar el exceso de orgullo de un malcriado o fomentar la noción de culpa eran tareas educativas que el nuevo director rechazaba de raíz, y no tenía sentido de las proporciones de una infracción —posiblemente porque, en términos de experiencia humana, desconocía su contenido—. Entre tantas candidaturas a la expulsión —una prerrogativa que conviene administrar, según don Bernat, trimestralmente—, había elegido la más injusta: dos chicos de segundo de bachillerato sorprendidos en el water comparando atributos masculinos. La motivación de culpa había sido excesiva. Todo el mundo manifestó problemas psicológicos para no ir a clase. Hacer novillos perdió parte de su interés, pero se extendió a todos los grados escolares.

Eventualmente, el segundo trimestre tuvo otro foco de atención. El padre Sencelles fue diciendo que el padre Riera y Petra se casaban. Una excitación de día de mercado contagió a los profesores. Más de uno abandonó la clase para obtener más información y los escépticos no entendían que un hombre frío y cascarrabias hubiera elegido una mujer blanda y aburrida.

—Y tonta —añadía Joan Mestres con la pipa entre los dientes.

—De todos modos, cazar a un hombre, aunque sea un cura, es cuestión de instinto y no de inteligencia, como los insectos que cambian de color y se confunden con la hojarasca— dijo un farmacéutico que daba ciencias naturales.

—Es capaz de haber ido a confesarse con él.

—Dicen que ya tienen piso.

—Yo creo que se ha cegado. Ha visto que no podría ascender más dentro de la orden, que siempre sería profesor de religión, que nunca podría ser director. Se ha buscado una excusa. Pero, ¿qué queréis que os diga? Es una excusa demasiado estúpida, y para toda la vida me parece un poco excesiva.

—Quién sabe si está enamorado —dijo don Bernat, mutilando su propio silencio.

Aquel mediodía, Petra se fue apresuradamente. No la habían visto a la hora del recreo. Del padre Riera se decía que estaba en el convento de Palma esperando instrucciones de Roma. Alguien aseguraba que los padres de Petra estaban contentísimos. Riera sabría encontrar un buen acomodo en la vida secular. Dentro de la Iglesia se encontraba como los jóvenes capitanes que, aburridos, esperan batallas en las salas de banderas. Pero la Iglesia ya no presentaba batallas —tal vez porque las había ganado o perdido todas—. Era un hombre preparado para, con sangre fría, defender del demonio a los feligreses: antes de pegar a un alumno se sacaba el reloj.

—Estoy seguro de que ahora vive muy tranquilo. Es de aquellos que dicen: los perros ladran; la caravana pasa.

El padre Sencelles iba diciendo que el obispo intervendría enérgicamente, y se quejaba porque ahora también le correspondían las tareas del padre Riera. Petra, a la manera de un matriarcado rupestre, había tomado posesión del colegio. Ahora hacía callar a los alumnos cuando quería, y entraba en la sala de profesores desafiando cualquier indiscreción, y se había acostumbrado tanto a ello que cuando la curiosidad disminuyera le quedaría una expresión retadora, desproporcionada a las nuevas circunstancias. El nuevo padre director había acogido aquel nuevo enigma como si fuera el trauma psicológico de un alumno, y aconsejaba a todos que trataran a Petra de un modo deferente.

Un viernes, Arnau estaba haciendo los promedios del mes y de vez en cuando alzaba la mirada para vigilar un examen. Descubría aquellas miradas al pupitre vecino que, sorprendidas por el profesor, se convertían en perplejidad delante de una ciencia que se poseía pero que se había volatilizado incomprensiblemente. Algunos golpeaban tímidamente el pupitre, queriendo expresar la desesperación y la protesta contra la memoria que no respondía al esfuerzo de estudio. Se abrió la puerta y entró el nuevo padre director con el alumno Manresa, empujándolo con una mano en la espalda y una sonrisa angelical, como el médico que despide a un cliente después de asegurarle que ya está completamente curado. La clase permaneció en silencio esperando la declamación del castigo, la ira —aunque fuera meliflua— del poder. Era la envidia de los que no se habían atrevido a hacer novillos una semana entera y esperaban que su ininterrumpida asistencia a clase se viera premiada con el castigo del prófugo. Pero el padre Sampere sólo empujó suavemente al alumno Manresa hacia los pupitres y, delante de toda la clase en suspenso, dijo:

—Ahora, siéntate y haz este examen. No te preocupes, Manresa, todo irá bien.

Hasta el propio Manresa parecía decepcionado cuando se sentó. Había esperado una hecatombe, el grave peso de la justicia, la otra cara de una semana de libertad cazando con la escopeta de su padre y la envidia de los amigos ante los que cada atardecer bravuconeaba en los futbolines de la estación. Manresa sintió un vacío extraño. El perdón del nuevo padre director —es decir, el exceso de comprensión que no había comprendido nada— le abrumaba, como un silencio vejatorio. Cuando el nuevo padre director salió, Arnau llamó a Manresa y le preguntó qué había ocurrido.

—Y vosotros, ¿qué miráis? ¿No tenéis nada que hacer?

Cuarenta cabezas bajaron la vista a los papeles llenos de cifras, garabatos y blancos angustiosos.

—Nada, don Arnau, que me he escapado de casa una semana.

—¿Y qué pensabas hacer?

—Quería irme a Madrid, pero me iba a cazar.

—¿No estás bien aquí? ¿No quieres estudiar?

—¿Y qué quiere que estudie si nos enseñan lo que quieren...?

VI

La vida de Arnau seguía estando resguardada con pátina de sentimientos y diferencias, y él tamizaba los días con serenidad. Cada sábado miraba por la ventana de la salita y vigilaba, en el pequeño muelle de sillares y tablones, la silueta de los chiquillos sentados en cuclillas, o medio tumbados, pescando con un sedal, aplastando caracolillos para cebo, desmigajando un pedazo de pan seco para el anzuelo. Aquella hora incierta hacía que se disolviera toda la faramalla de irritaciones y malhumor. Se sentía invadido por una emoción inexplicable, como la presencia sombría de un aula vetusta, el recuerdo del catedrático que hacía teoremas hasta que había vaciado una botella de coñac, una mujer anciana perdida en la gran ciudad que él acompañaba hasta la estación del ferrocarril, aquel simple que hacía el servicio militar porque su padre quería convertirle en un hombre. Arnau era un sentimental.

Corrió la voz de que el padre provincial había decidido cortar cabezas. El padre provincial ya tenía todo el aspecto de un padre provincial desbordado por los hechos. A la larga lista de cosas que no le gustaban, podían añadirse las visitas al obispo. La fuga del padre Riera y las innovaciones del padre Sampere desbarataban el *statu quo* del padre provincial. Además, no sabía escuchar, y como sabía que no sabía hacerlo ya no escuchaba nunca y entonces, de acuerdo con el principio del mínimo esfuerzo, preguntaba:

—¿Y usted qué haría, padre Barceló?

Su confidente, el padre Barceló, sabiendo cuán difícil es dar consejos a quien no escucha, se limitaba a dar un cabeceo de comprensión y contemplaba los vencejos revoloteando por encima del espacio abierto del patio del convento. Escuchaba la voz de un guía que explicaba a los turistas alemanes la historia arquitectónica del convento. (Otro que se equivoca en dos siglos, pensó el padre Barceló.)

La amenaza de la ira jerárquica acobardó al padre Sampere por un instante. Pero no tardó en decidir que no tenía por qué pagar la incomprensión del padre provincial respecto a las innovaciones pedagógicas y los sentimientos de Petra y el padre Riera. Reduplicó la obsequiosidad con Petra —y ella, con un pensamiento tan banal como femenino, sospechó que el padre Sampere, ¡también!, se había enamorado de ella... Buscó la aquiescencia del profesorado con su programa didáctico. Quiso hablar con todos los profesores, uno por uno.

—Suavidad, Arnau, suavidad. Sé que puedo confiar en usted. Sé que los alumnos le aprecian y sé que usted les entiende. Y estoy muy contento de usted porque eso quiere decir que, si les entiende a ellos, me entiende a mí. Lo sé perfectamente. Es posible que esta nueva manera de llevar hacia delante este colegio tropiece con malentendidos, pero sé que puedo contar con un puñado de profesores, los mejores de la casa. Sé que puedo confiar en profesores como usted.

Arnau salió con un mareo de película larga en un cine mal ventilado. Joan Mestres esperaba su turno para entrar.

—¿Qué te ha dicho?

—Que lo sabe. Que todo va bien.

—Tengo ganas de ver la cara de don Bernat cuando salga.

—No le ha llamado ni creo que le llame.

—¿Quieres que te lo diga? Nunca habíamos hecho tanto el ridículo.

—Eso acabará mal.

La estrategia de confianza del nuevo padre director aumentó la desconfianza de los profesores. De todos modos, años después, al volver a pensar en ello, Arnau deduciría que el padre Sampere tampoco era tan incompetente como parecía.

Después de la adaptación del primer trimestre al indiscernible magma facial que acecha dentro de cada clase a principios de curso, el segundo trimestre se hace interminable. Las calmas de enero han dejado un paréntesis a las lluvias y los días húmedos que enervan las aulas, tan hipersensibles al cambio barométrico, y las excitan como un avispero puesto en guardia por una presencia hostil. El segundo trimestre siempre puede ser el más largo del curso. En el primer trimestre ya se han confeccionado —sin saber nunca cómo— las opiniones de los alumnos sobre los profesores, con carácter de consigna tribal. Joan Mestres, por ejemplo, era considerado peligroso porque era soltero y fumaba en pipa y por sus sarcasmos a menudo incomprensibles, y por dicho motivo considerados casi obscenos. De Arnau se decía que «sabía mucho» y ya nadie lo ponía nunca en duda. Se entusiasmaba explicando teoremas, llenaba la pizarra de demostraciones. De vez en cuando recogía la mirada perdida de un alumno viajando por las tierras ignotas, el enigma desagradable, magmático e invencible de la adolescencia se empapaba del aliento y del vaho de las clases, guerras de tizas, libros arrugados por la presión bárbara de la adolescencia, bolsillos llenos de objetos heteróclitos. Acabarían el bachillerato y harían la reválida sin saber manejar un diccionario, ni escribir una carta, ni hablar en público. Vivían fascinados por la mentira y la duplicidad: obsesionados por la emblemática de la segunda guerra mundial, el fútbol, una vecina. Eran rostros inseguros, deformados por el crecimiento, narices de hombre en caras infantiles, voces graves en mentes pueriles, rostros devastados por los granos y el acné invencible cuando la inmadurez lo es todo. El bramido gregario o el silencio sordo, el tumulto y la fuga son el único espacio en el que, sin armonía, late la vida.

Hizo su aparición un final gélido de febrero y resultó que el nuevo padre director se llamaba Néstor y celebraba su santo —y cumpleaños— el día veintiocho. Hicieron una sesión de cine didáctico que nadie entendió y que culminó en una apoteosis de cerillas encendidas arrojadas dentro de la oscuridad del salón de actos y el estallido de las burbujas de chiclé. Tiempo después ya se pudo afirmar que la fiesta coincidía con el principio del final del padre Sampere.

La noticia de una exaltada discusión en Palma entre el padre provincial y el nuevo padre director puso más énfasis al escándalo. A la mañana siguiente el padre Sampere apareció en la sala de profesores cabizbajo, ojeroso y transmutado. Todos se empeñaron en fingir tan profundamente que no sabían nada de la disputa, que él descubrió de súbito que todos estaban enterados y salió sin decir nada. Petra también resultó víctima de la disputa: a partir de entonces —ya compraba cortinas de cretona y muebles de estilo rústico— el padre Riera pareció menos entusiasta por el matrimonio. Ahora se debía de nuevo a su comunidad.

La primavera llegó como una sacudida, antes del equinoccio. A última hora, procedente del gimnasio, llegaba el fragor atenuado de la banda de tambores y cornetas ensayando piezas de procesión. Algunas veces, juntándose a la estridencia metálica, se sumaban las voces monocordes del parvulario aprendiendo el himno del colegio. La claridad primaveral y la proximidad de las vacaciones inducían —por un momento— a caer en la ilusión de que el curso ya terminaba. Por la ventana abierta llegaban los rebotes del balón en la pista de baloncesto, los gritos de los jugadores, y el entrenador instruyendo al equipo.

El trimestre terminaba trágicamente. La última entrevista entre el padre provincial, llegado expresamente de Palma, y el padre Sampere fue tempestuosa. El padre provincial abusó de las pausas vejatorias, de la distancia. Humilló al nuevo padre director olvidando que era él mismo quien le había ensalzado. Cuando salió, el padre Sampere tenía la mirada glauca y perdida. Los ojos le brillaban, velados por un lloro indeciso. Había naufragado en la primera singladura y se sentía engañado. No entendía que el provincial quería comodidad y no un buen colegio. Decidió abandonar la orden, aunque finalmente acabaría en una misión peruana.

Petra desapareció a la vez que el padre Sampere, antes del retorno triunfal del padre Riera, el nuevo director. Petra se fue a vivir a Palma. Riera no convocó ninguna reunión de profesores ni dictaminó normas. Pero su presencia se advertía por el retorno lento a la antigua manera de hacer las cosas y por la despreocupación con que el padre Sencelles volvía a jugar a fútbol a la hora del recreo.

Faltaba una semana para terminar el segundo trimestre. Después de las clases, Joan y Arnau se entretuvieron en el corredor fumando, hasta que los alumnos ya estuvieron fuera. El padre Riera apareció en el extremo del corredor y desde lejos preguntó sonriente:

—¿Cómo van nuestros muchachos?

—Nunca tantos supieron tan poco, padre director —le dijo Joan Mestres haciendo con los dedos corazón e índice la uve de la victoria.

—Esto va bien, Mestres —comentó el nuevo padre director, satisfecho del final de la batalla.

De repente entró en el patio la banda de tambores y cornetas estallando en una fanfarria de combate.

PEGGIE Y REGGIE

Por segunda vez en una misma semana tuvieron que tomar un taxi. Tampoco habían podido terminar el paseo de cada tarde y, temblorosos, con pasos de convalecientes, llamaron un taxi, y tropezaron con el borde de la acera. Cuando se metieron dentro, él enarbolaba el bastón con puño de marfil como si, ahogándose en medio del océano, pidiera el último auxilio al cielo inclemente, y ella se dio con la cabeza en el techo del coche y con un vestigio de feminidad quiso ajustarse la peluca color de estopa, descolorida hasta las raíces oscuras. Repitieron la escena del enfermo decrépito que sale de una larga estancia en el hospital con pijama y chancletas y sube a un coche pisando la calle por última vez. Repetían la escena de tres días antes, el mismo día que el emperador japonés llegaba a Inglaterra en visita oficial por primera vez después de la guerra. Reggie había arrugado el periódico con indignación. La Reina recibiría al gran enemigo, mientras toda aquella turba amarilla seguía esperando dentro de la jungla, incansables, pérfidos y crueles, acechando día y noche el paso de las patrullas británicas. Si la Reina daba la mano al general en jefe de aquella tribu bárbara, no habría acción que pudiera tener sentido en el recuerdo de Reggie. La filosofía de las naciones —indigna por definición— no solía sorprenderle. Más aún, como adicto al mejor diario conservador, defendía que la política exterior británica debía ser casual, sin las excesivas previsiones que se convierten en prejuicios. Pero nunca había podido imaginar —de la misma manera que no entendía que, en las escuelas inglesas, se aprendiera el alemán— que los japoneses entraran dentro de ningún cálculo diplomático británico. No consiguió detener el caudal de memorias —el odio, los trabajos forzados, de sol a sol— y, cuando se había levantado, descubrió, por primera vez en mucho tiempo, que cojeaba porque en el barracón el doctor Fraser sólo había podido hacerle una cura provisional antes de que los japoneses le devolvieran a los trabajos de drenaje, al barro y a las sanguijuelas. Por culpa de aquella cura incompleta, el día que terminó la guerra no había podido desfilar con orgullo antes de entrar en los barracones de desinfección de la Cruz Roja. Ojos oblicuos y fonéticas orientales le escrutaban desde el pasado. Arrojó el diario y buscó a su mujer. Peggie dormía en el jardincillo, sentada en un balancín, con el gato en la falda. Reggie no le contó nada de la noticia, pero aquella tarde habían comenzado el paseo mucho antes de lo usual.

Fueron bajando hacia el Paseo Marítimo cumpliendo —con prodigalidad— todas las estaciones habituales: la bodega con humareda de aceite y los estudiantes abocados a la máquina del millón; el café de los taxistas, estrecho y sucio, con el alboroto de camaradería que reunía a los taxistas que entraban con la corbata deshecha o hecha un guiñapo y, en la mano, la caja de latón con las ganancias de la ruta; la serie de bares hasta el Auditorium. Cuando llegaron ahí, Peggie le cogió la mano sin decir nada. Ya tenía bastante. Tuvieron que tomar un taxi por primera vez en mucho tiempo, desde que en verano se encontraron en Illetas, sin saber cómo. Habitualmente hacían el itinerario de ginebra y crepúsculo con tranquilidad: llegaban hasta el hotel Victoria, subían lentamente por las escaleras hasta la plaza Gomila y volvían a su casa recalando en los bares. De vez en cuando se sentaban en una terraza y dejaban pasar el tiempo mientras un velero entraba en el puerto, arriando velas. Aquella semana, sin embargo, por segunda vez habían bebido con demasiada vehemencia y Peggie también le había estrechado la mano mientras estaban de pie en la barra de un bar oscuro y atestado de trofeos marítimos. Justo entonces, Reggie decidía, después de una confusa reflexión de tres días, enviar una carta al ministro: no quería participar de ninguna infame cordialidad con los nipones, ni nadie le taparía la boca con una pensión que, a base de ahorro, sólo les permitía vivir en países de moneda poco fuerte. El bastón le resbaló de las manos y formó en el suelo una inicua panoplia con las colillas y las servilletas de papel arrugadas. Un camarero lo había recogido antes de avisar un taxi. Regresaron a casa protegidos por la niebla espesa y seca de ginebra, Peggie mirando por la ventanilla el asfalto y Reggie asumiendo la deriva de su país, la ficción del prestigio, el deshonor de la patria. Iba recordando, como quien rehace un camino a oscuras, el último encuentro de los antiguos miembros del batallón. El general les había sorprendido entrando, entre las filas en posición de firmes, en una silla de ruedas. En el silencio inmenso de la sala de banquetes oyeron el leve crujido del linóleum mientras la silla de ruedas avanzaba entre las mesas. El general había pasado tres períodos de veinte días en la celda de castigo de los nipones —pan, agua y la temperatura de un horno— y cada vez había salido de ella risueño y fresco. Ahora tenía la inconsistencia de una casa sacudida por un terremoto.

Entre los antiguos compañeros de guerra Reggie respiraba la comprensión de su mundo, un mundo que no era el de la nueva generación que, o bien utilizaba cruces gamadas en las motos y en las cazadoras de piel, o bien era pacifista frente al enemigo común. Se sentaron y comenzó la cena. El alto rumor de las voces tonificaba los ánimos. Muchos de ellos despertaban con frecuencia en casa, empapados de sudor, de una pesadilla en la jungla siamesa. Las noches tórridas de Siam eran un recuerdo demasiado pesado para muchos de aquellos grupos de supervivientes de los sesenta mil prisioneros del imperio nipón. Cada anochecer, durante cuatro años, tumbados en el suelo, agotados, supieron sobrevivir y romper el silencio, tocar la armónica y cantar canciones militares u hogareñas. Con las piernas entumecidas, los pies molidos —como un pedazo de carne envuelto en unos últimos indicios de calzado—, hablaban en voz baja, maldiciendo, recordando porciones femeninas, la niebla de un camino escocés por donde avanzaba una bicicleta, un caballo ganando por un cuerpo en el hipódromo, la orilla del Támesis, un pub en el que bebieron más de dos cervezas con el hermano pequeño antes de partir, la claridad de una mañana en el jardín quemando rastrojos. Los recuerdos iban y venían y eran compartidos generosamente con los demás prisioneros.

Al día siguiente estaban sentados en la terraza aprovechando la benevolencia del sol. El vecino, el doctor Gual, trajinaba en su jardín con unas tijeras de podar. Peggie acariciaba el gato que tenía en la falda. El estaba sentado, envarado, pensando detrás de las gafas de sol. Ella era quien dirigía el jardín y había sembrado las glicinas y los mirabeles, mientras Reggie se limitaba a despedregar o a cavar. El gato maulló, dio un salto y se fue a dar un paseo. Entonces Reggie traicionó su silencio.

—¿Sabes, darling? La Reina ha recibido al emperador Hiro-Hito en Buckingham Palace.

—¿Quieres una taza de té, Reggie? Yo también tomaría otra.

—Ha habido manifestaciones en contra. Lo dice el *Daily Telegraph.*

—Pussy, Pussy... Se ha asustado por algo... Los hijos del doctor Gual asustan a nuestro gatito.

—Me pregunto qué pensaría el viejo Aldington si viera esto.

—¿Aldington? ¿No vivía en Brighton?

—Darling, Aldington murió en Birmania cuando intentaba escapar del campo de trabajo. Decía que los japoneses eran pequeños demonios. Y ahora, mira, todo Londres anda lleno de japoneses que hacen fotos. Nos lo fotografían todo. Y ahora su emperador en Buckingham. No es así como a mí me educaron.

—El primo Charles decía que los japoneses todavía son más listos que los alemanes.

—El primo Charles es un idiota que no hizo la guerra porque decía que estaba histérico. ¿Qué sabrá él...?

—Pasa el invierno en Antibes.

—Pobre Aldington... Lo devolvieron con cuatro balas en la espalda y los ojos abiertos.

El año cuarenta y dos, tras el desastre de la invasión de Malasia, los sesenta mil prisioneros ingleses, australianos, holandeses y americanos habían servido de mano de obra para el ferrocarril que uniría la bahía de Bengala con Bangkok y Singapur. Vivieron en los campos de trabajo de la jungla de Birmania y Siam, tan extraños al manual de reglamento militar y a la convención de La Haya como propensos a la malaria, la disentería y el beri-beri. Mosquitos y sanguijuelas les mortificaban sin escapatoria. Las heridas de la jungla destrozaron unos cuerpos que, a dieta de arroz, sólo eran piel y huesos. La brutalidad japonesa hacía el resto. Reggie conservaba en la memoria los trabajos de drenaje del río, la silueta del centinela nipón que, desde el trípode, seguía con la metralleta los movimientos de los pelotones de trabajo hundidos en el agua pútrida, en el barro malsano y, de vuelta, el cañón del fusil en la espalda y el oficial japonés contando repetidas veces, uno a uno, todos los prisioneros formados en la explanada en la que la bandera del sol naciente ondeaba como una angustia.

Cuando Peggie iba al mercado de Santa Catalina —con frecuencia sólo pensaba en comprar pescado para el gato— Reggie se detenía en la sede de la Christian Science. Por las mañanas, la posibilidad de que la religión fuera una terapia le aliviaba la incómoda sobriedad. Hojeaba el *Monitor* y los manuales de fe de Mary Baker Eddy mientras Peggie, en el mercado, iba de puesto en puesto sin parar de olvidarse cosas y tropezar con todo el mundo. Que la convicción de que la materia no fuera real pudiera destruir la falta de armonía, el pecado, la enfermedad y la muerte le asombraba. También le atraía la lucha contra el maligno magnetismo animal, que Reggie identificaba con la nariz aplastada y la mirada oblicua de los japoneses patrullando en silencio entre los barracones de los campos de trabajo. Sólo la demanda de abstinencia no le encajaba porque, si aquella religión negaba la evidencia de los sentidos, si la materia no es real porque Dios o la mente son infinitos, Reggie no entendía por qué beber o no beber fueran entidades dignas de mención. Al regresar, lo meditaba ordenadamente, sentado en el jardín, hasta que desde cualquier guardaagujas un convoy etílico le transitaba por las circunvoluciones del cerebro y, como una ventolera que despeina el follaje, le llevaba a recuerdos más elementales y atávicos: levantarse de puntillas en la taquilla del metro para comprar su primer billete y le faltaba medio penique; tomar el té en casa del tío capitán jubilado de la marina mercante y, saliendo al jardín, contemplar el cielo con el anteojo de larga vista; una niña... una niña, Dolly, Molly, Polly..., una niña. El convoy avanzaba destruyendo células cerebrales, atrofiando parcelas de poder mental, deteriorando la sustancia que ha de gobernar el cuerpo.

—Una mujer, darling, me ha levantado la voz en el mercado. Le he dicho que me disculpara y también, oh dear, que frenara la lengua y cerrara la boca. Algunos son tan simpáticos y otros tan rudos...

Acariciaba el éxtasis inmóvil del gato, sentada entre bolsas de plástico atestadas de víveres. Hablaba envarada, como si la electricidad del animal le enderezara el cuerpo fatigado por el trajín del mercado. Reggie hacía los crucigramas del diario y levantó la cabeza.

—Me pregunto qué habrá pensado el general en su silla de ruedas cuando haya visto a la Reina con Hiro-Hito...

—Pero si parece un enano junto a la Reina, un gnomo. Las mangas de la americana le quedan largas... Es tan ridículo.

—Si alguien escapaba le perseguían por toda la jungla, llena de altavoces y de trampas. Cuando lo cogían, le metían en la celda de castigo...

—Me he encontrado tan sola en el mercado, y todos me miraban...

—¡Por Dios que tomamos un par de copas en la última cena del batallón!

En la cabeza le resonaban los innumerables brindis del día que el general compareció con la silla de ruedas.

El gato saltó de la falda de Peggie y desapareció en medio de los mirabeles.

Peggie comenzó a llorar sin saber por qué.

La casa de Peggie y Reggie era como un museo de horrores benignos y obsoletos. Platos sucios y tazones y botellas vacías en cada mesa y las bolsas de la comida, sin abrir, cerca de la estrategia de cajas de cartón vacías que eran las mil habitaciones del gato. Reggie necesitaba cada vez más tiempo para vestirse: nunca acertaba el agujero de la pernera de los pantalones, perdía el equilibrio y avanzaba dando saltitos vacilantes hasta que tropezaba con el armario o se quedaba sentado en la cama, compenetrado con el desorden doméstico, mirando sin ver la colección de sombreros con flores de Peggie, que convertían la habitación en una pajarería exótica. Venas y arterias vivían el deterioro cotidiano.

Si hacía buen tiempo, en el jardín, y los días fríos, en la salita, con cortinas de cretona y muebles funcionales, mataban las horas bebiendo ron blanco en silencio y estupor, rodeados de reflejos dorados, grillos monocordes y mariposas de luz fascinadas por la lámpara de la pérgola. Miraban en lontananza y pensaban a la deriva. Después, de vez en cuando, compartían sueños de otros animales más voraces, como suplemento extra a la locura a dúo de los matrimonios estériles. A menudo, también, Reggie oía el grito nocturno de un animal salvaje que, desde la jungla de Siam, le atraía hacia la frontera del dolor y del cortocircuito vital.

—Reggie, despiértate, despiértate.

El abrió los ojos, reconsiderando las distancias y el sueño atroz, y se encontró en la habitación atiborrada de maletas, con las aves exóticas reposando sobre la sombrerería de Peggie. Al otro lado del sueño, ella le esperaba con un cigarrillo humeante en los labios y una taza de té repiqueteándole en la mano temblorosa.

—¡Oh, darling, el doctor Gual tiene una japonesa en casa!

Reggie parpadeó.

—Pocas bromas, Peggie. Esta mañana me noto ya bastante raro.

—Te lo aseguro. La he visto muy de cerca. Es una de esas *au pair*.

—Maldito sea. Estos nativos no respetan nada. ¿Debe haberlo hecho adrede? Maldito sea. ¿Estás segura, Peggie? El doctor Gual siempre me había parecido un hombre razonable.

—La he visto con la hija pequeña. Ha salido a la calle. A dar un paseo, supongo.

Aquel martes. Reggie permaneció en el jardín esperando la llegada de la *au pair* japonesa. Como quien vigila una colmena capaz de una vorágine de maldad, puso toda su atención en la espera. Le parecía estar al acecho en medio de una monstruosa vegetación tropical, cuando nada, ni la pajarería fluvial alzando el vuelo hacia el horizonte empurpurado, distrae al cazador de hombres. Llegó la oscuridad y Reggie todavía no había visto llegar a la japonesa.

Al atardecer no dieron ningún paseo. Siguieron en silencio dentro de la casa, Peggie con el gato, y Reggie aguardando el chirrido de la verja del jardín del doctor Gual, considerando ambos el presente desde la perspectiva líquida del ron blanco.

Encima del tocador de caoba, tenían, en un marco de plata, una foto suya de hacía diez años. Nunca la miraban. Era una instantánea jovial y desenvuelta como si acabaran de casarse: Reggie con el tacón del pie levantado para eliminar el desnivel de la cojera, Peggie con una pamela de primavera; ambos con la mirada radiante, espléndidos de vida presente.

Peggie había cambiado: tenía unas bolsas azuladas e hinchadas debajo de los ojos, una sempiterna faja de goma en la rodilla y zapatos de tacón bajo, la cremallera de la falda siempre a medio subir, la peluca descolorida y con círculos de maquillaje chillón en cada mejilla, con el trazo del pintalabios sesgado encima de la boca. Reggie tenía el paso inseguro de un bailarín convalesciente que sigue queriendo interpretar el paso más difícil de su carrera. El temblor de las manos —la ardua tarea matinal de abotonarse podía durar una eternidad— y el cansancio de los movimientos hacían imprecisos todos los gestos y perfiles, como cuando en el laboratorio el fotógrafo mueve las placas dentro de la cubeta de líquido revelador y la bruma de las olas deforma los rostros y apaga la luz de los ojos.

Tanta fragilidad debería conmover a los dioses. Si, al igual que Filemón y Baucis, Peggie y Reggie hubiesen tenido la oportunidad de ser hospitalarios con Zeus y Hermes de incógnito, tal vez también habrían tenido una recompensa. Pero de los amores remotos sólo les quedaba una maleta, encaramada en un armario, llena de fotografías, recortes, cartas y sanvalentines y también el sistema de impuestos del gobierno de Su Majestad que intensificaba la distancia como quien sonríe obtusamente ante la felicidad. La desesperación de Reggie era cómica. La tirantez de Peggie era patética. Pero la degradación del ridículo —en Mallorca como en las colonias— no sería tan punzante como en su propio país.

Ahora ya no podían regresar a Inglaterra. Vivir allí era hundirse con el buque que naufraga estúpidamente, con mar chicha, visibilidad óptima, sin escollos ni rocas. Desde la lejana orilla, una multitud lo contempla con indiferencia. Si regresaban, todo iría mal. La marea arrojaba restos a la playa y los inmigrantes de color y los jóvenes insolentes sobrevivirían con los despojos de la Inglaterra de siempre.

El miércoles también fue un día de expectación. Reggie sentía el hormigueo de la impaciencia esperando los pasos de la *au pair* nipona por la acera de la calle tranquila. El gato merodeaba por entre la hierba y en la casa, Peggie cambiaba los muebles de sitio. El retrocedía en el tiempo, recuperando la sombra invisible del enemigo dentro de la jungla, la guturalidad de la amenaza, la fiebre, el pozo nunca abandonado del miedo.

El día del incendio —cuando la plancha enchufada hubiera quemado toda la tabla de planchar, el fuego hubiera prendido en la alfombra y las llamas comenzaran a lamer la puerta del dormitorio— Peggie se despertaría con el humo y gritaría, horrorizada. Tendrían que saltar por la ventana, él en pijama de franela y ella con las chancletas de panocha y pijama floreado, sin la peluca y con el gato en brazos. Se quedarían sentados en el poyo del jardín, sin saber qué hacer, esperando que ocurriera algo más. Cuando el doctor Gual avisara a los bomberos, las llamas ya saldrían por la ventana trepando por el emparrado del jardín. Oirían la madera de los muebles crujiendo y estallando en plena combustión, el hundimiento de los cielos rasos, el fragor del incendio consumiendo objetos, recuerdos, la maleta atestada de fotografías, recortes, cartas y sanvalentines.

El jueves, cuando Peggie regresó del mercado cargada de cajas y envoltorios y la cesta de mimbre en la que ahora transportaba siempre el gato, Reggie la esperaba en la verja del jardín. La miró con la ilusión de un niño que sabe que le traen un regalo fuera de tiempo. Entraron en la casa y cuando Peggie sacaba el gato del cesto, él dijo:

—Por Dios, Peggie, me habías asustado. No. No es una japonesa. Sólo es filipina —y se sentó, triunfante, en la segura espera del «Oh, darling» de ella.

Aquel jueves volvieron a hacer la ronda de bares hasta el hotel Victoria. Como cada atardecer de antes, Margaret y Reginald Fitzgibbon siguieron viviendo su naufragio feliz.

CADA MAÑANA

Encendía el primer cigarrillo del día asomando detrás de los cristales del balcón. Sumaba su gesto al mundo, en el que en cualquier instante siempre hay un hombre que fuma en solitario, tendido en la cama, velando el insomnio dentro de la oscuridad, apoyado en la barandilla de un vapor que penetra en la bruma del puerto, sentado en el banco de una estación de ferrocarril con toda la vida en una maleta, caminando por los bosques, preservando la idea del tiempo que escapa o permanece, asumiendo derrotas, vigilando la vida. Cada mañana añadía su gesto a los años y días de levantarse temprano, poner la cafetera en el fuego y fumar mirando por el balcón, antes de los miedos de cada día.

De vez en cuando todavía sentía la solitaria curiosidad del tempranero que contempla cada día la misma plaza, a las seis y media de la mañana, mientras espera que los borborigmos acelerados de la cafetera culminen en un silbido y se acabe el hervor. Todavía le hechizaban las mañanas de primavera. Con el cielo azul perlado, los chillidos de los vencejos y la hojarasca vivaz de los plátanos moviéndose levemente, tienen la presencia distante de una cortina meciéndose hinchada por el viento en el fondo de una vasta cámara de la memoria.

La rutina y la ausencia han hecho que estos instantes no parezcan precarios. El tiene sesenta y tres años, y la herrumbre de los hombres perdidos en un mundo que se ha dado demasiada prisa en crecer y en el que no está bien visto sentir aprensión por el teléfono. Al igual que otros, conserva con entusiasmo en el recuerdo el fragor de una canción cuartelera. Contará una anécdota mil veces saboreando su súbita frescura como el clic de un contador Geiger que detecta mineral después de una prolongada estancia en el desierto. Ya no le escuchan. Tiene un pequeño negocio sin futuro. No quiere la televisión en su casa. Cada vez le da más miedo la vida.

En el cuarto de baño, se lava los dientes, se explora la cavidad bucal. La lengua repasa la caverna platónica donde los testimonios de las caries, las sustituciones y el exceso de tabaco ofrecen el primer estado de cuentas del día: el alma, de vuelta del sueño despiadado, saluda al cuerpo. Cuando se afeite, sus ojos apagados mirarán el espejo ovalado y picado en los bordes, intentando, más por miedo que por vanidad, controlar su imagen incierta. Cree saber que no hay más defensa que el egoísmo. Antes, afeitarse le rejuvenecía, le ahuyentaba el tufo senil de las horas de cama. Ahora no es más que una costumbre que cumple con precisión. Es la primera nota falsa en un piano.

Acaba el primer cigarrillo sentado en la taza del water. Vigila el concierto de la cadena de water y la alegre erupción de los niágaras engullendo los restos de ayer. Apoyado en los muslos, pierde la mirada por el suelo, los pantalones sueltos del pijama gris, caídos sobre las baldosas como un estandarte abatido.
Tiene sesenta y tres años y los aparenta. Sabe que el cuerpo es el peor adversario. Se viste, desnudando el colgador. La mujer es un envoltorio dormido en la cama. El ya calla mucho. No escucha el parloteo histérico de las mujeres. Se siente ilusionado cuando las secretarias se ponen manga corta pero nunca ha sido mujeriego y no tiene hijos. No conoce la insolencia del hijo contra la prepotencia del padre ni los celos por la hija que huye. Los recuerdos se disparan y sincopan. De vez en cuando siente como un portazo en la cabeza: son cosas que ya no recordará jamás.

Ahora, en la plazuela, un vuelo elíptico de palomas inaugura el día. El ya no envidia ni desea nada. Vive una vida sin pasión y, por tanto, sin fatalidades. Tampoco tiene ninguna ambición. La vida opaca sólo tiene una filtración de luz alguna mañana, asomando al balcón. No piensa: sólo mira, pretende recordar, simula un cálculo. La fatiga en el corazón, la migraña, la acidez de estómago son la capilla en la que venera el destrozo de una identidad propia que se le escapa por el pasado, como el zarpazo de un gato mientras trepa por la corteza de un árbol demasiado alto. El anquilosamiento de una vida sin prórrogas le angustia en algún rincón de los días. En realidad, no tiene ningún motivo para sonreír cuando baja por la escalera.

Ya está en la calle. Enciende un cigarrillo. Camina. El negocio le abruma. Culpa de todo a los competidores, desleales e indignos. Demora la adopción de decisiones, como quien hace tantos años que tiene relaciones que ya no quiere casarse. El corazón. El corazón. Procede de una familia de corazones fatigados que se detuvieron repentinamente. No despertaron del sueño o mientras subían una escalera o de visita en una casa en la que el muerto no será bien recibido, la víscera cardíaca detuvo su bombeo. Dar o recibir el pésame en innumerables funerales. La mentira necesaria de los epitafios. Las tumbas de piedra roída, con líquen y el peso reseco de los ramos femeninos. El parásito africano, en el párpado del rinoceronte, se alimenta de sus lágrimas: piedad, piedad. Cuando los falsos sentimientos nos inundan, cualquier coacción de la vida puede estar justificada.

El se mueve más allá de la angustia o de la paz. No tiene orgullo. Cada vez esquiva más miradas. Ahora camina. No sabe qué hacer del tiempo. La vida —al igual que en los cuadernos escolares, los garabatos caligráficos y los rudimentos aritméticos provocan una catarata de imperfección y al mismo tiempo esfuerzo que se apiña en torno a una frase o un cálculo— se le coagulará en torno a momentos sin sentido.

Camina por la Rambla. Sólo vive paisajes como un vino agrio, o como la trama desvaída de una alfombra y cada día, por la Rambla, saluda a alguien, mira la glicina que supera la alta tapia del convento, la garita del cuartel, el soldado rapado con chaqueta de camarero y una bandeja de tazas humeantes. Una voz átona ha suplido, como una lesión incurable, el tono casual de todas las mañanas de la vida. Hoy, mientras subía por la Rambla, detiene el paso. La bóveda verde de los plátanos proclama, al fondo, la silueta de la fuente que siempre mana. Camina sin prisas, como quien avanza por un promontorio que corta las aguas quietas de un lago. Camina. No sabe que un cáncer fatal le devora.

HOTEL OLDUVAI

Cuando la patrulla de zona le despertó, él regresaba de un sueño espléndido. Eran las tres de la madrugada y la noche de agosto le desmintió el sueño.

—Comisario, control te busca. Ahora llega el helicóptero.

El helicóptero llegaba en silencio, señalando con haces de luz los lomos de la sierra. Partieron bruscamente hasta que el piloto enderezó el helicóptero. Escrutaba la vasta noche que cubría toda la isla y pilotaba automáticamente. El comisario apartó la última niebla de su sueño mientras calculaba el trayecto.

—Amenaza de voladura —dijo el piloto—. Quince japoneses han secuestrado un hotel.

—¿Zona?

—Zona C. Hotel Olduvai.

Tuvo que hurgar por un momento en el interior de la memoria: recordó el hotel, un complejo cúbico y piramidal en las playas del este, famoso por las competiciones ortopédicas —allí se celebraba la última final europea de sillas de ruedas—, en la zona más propicia a la eutanasia ilegal. Allí tenía una concesión la socialidad sueca. Olduvai —en homenaje a la garganta africana donde han aparecido los primeros fósiles de los homínidos que ya cazaban hace millones de años— era el mejor nombre para aquel armatoste devorado por la geometría y por todas las derrotas del optimismo arquitectónico. Por Semana Santa había interrogado allí a un sospechoso de Contraterror que después Worldnarcotic identificó como un agente propio. Crematorios, servicios de hospital y oratorios ofrecían el aspecto deteriorado y marchito de una guía telefónica arrugada por el uso y amarillenta por la senilidad. Una nueva heráldica había ido surgiendo de aquella jardinería terápica.

El comisario se colocó los auriculares y comprobó que no había ninguna novedad. Pidió noticias al piloto.

—Un fin de semana habitual. Ayer una crucifixión en Cura. Un suizo. Le descolgaron de su cruz, cerca de un algarrobo. Es una secta nueva.

—Una más —precisó el comisario, sopesando la pesadez cotidiana de los cuerpos rígidos de suicidas y crucificados, la delincuencia de mirada proterva o mesiánica o la lividez azulada de una mujer desnuda ahogada en alta mar, a quien nadie tiene la piedad de cubrir el cuerpo despatarrado en la playa.

Arriba, la hélice rebanaba el aire y los reflectores cebraban la oscuridad. Al término de la diagonal nordeste vieron la parafernalia policial —intermitencias blancas, rojas y azules: brigada, sanidad y bomberos— rodeando el hotel Olduvai.

Antes de aterrizar, el comisario, por milésima vez, traspasó la frontera entre su refugio solitario en Sa Serra —oculto en una garganta monacal de la gran ola geológica que frena la tramontana— y el trabajo de comisario-delegado de Contraterror. Dejaba de contemplar el camino de una larga hilera de hormigas por la roca salpicada de liquen y musgo deshecho, y entraba a dirimir la porfía entre orden y desorden. En el Teix, cuando no dormía desde la puesta del sol hasta mediodía o bien larguísimas siestas —sueños espesos de emblemas sin historia, dramas sin más desenlace que un despertar repentino como el «bang» del reactor en la barrera del sonido, diálogos en espiral más allá del sueño—, estaba sentado en el jardín, sin desbrozar, lleno de carrizo y hojarasca, y el viaje orbital de un insecto le abstraía de la trama inicua —crímenes, sabotajes y atentados— que por oficio debía controlar y sancionar.

Dos helicópteros «lagopéde» sobrevolaban el hotel Olduvai y zumbaban insólitamente móviles. El aparato del comisario aterrizó detrás del hangar de la Brigada. El capitán —el jefe ideal de la guardia imperial en los peores momentos de la decadencia romana, según le definía el comisario— les aguardaba.

—Simple rutina —dijo—. Japoneses jovencitos. Quince copias sin original. Están nerviosos.

El psiquiatra, pulcro y rápido, salió del hangar.

—Todavía no han dicho nada. Ningún comunicado —añadió—. Diría que es la primera vez que actúan, pero...

—Ya sabes, psiquiatra, que tus peros siempre me interesan —dijo el comisario.

—...pero no lo hacen del todo mal.

El capitán avanzó y una salpicadura de luz le descubrió el cráneo afeitado, gris azul, de astronauta en potencia.

—No tanto, no tanto, psiquiatra. Sí, han ocupado el edificio con una cierta pericia, pero ya les tenemos localizados a todos con los sensores. Llevan máscaras antigás. Sistema Torino.

Entraron en el hangar y sabían que, como siempre, tendrían que entenderse. El comisario-delegado de Contraterror estaba en la nómina de Worldnarcotic, la Brigada del capitán existía con el pleonasmo «Encuesta y perquisición» y el doctor cobraba de una fundación filantrópica auspiciada por Contraterror. La política no quería saber nada de ellos. Habitualmente, los consejeros iniciaban la carrera proponiendo una reducción de prerrogativas de Contraterror dentro del Consejo y acababan simulando ignorancia de los fracasos, los aciertos, los informes y las demandas de aquellos hombres que pasarían una noche de agosto cazando japoneses.

El hangar era una colmena de gestos exactos y técnica precisa.

—¿Nada más?

—Todo está controlado.

La eficacia de los brigadistas —pensaba el comisario— tenía un punto de ostentación; era como la presencia macabra de un centurión en la cabecera del lecho de muerte. Parecían celosos de los terroristas, pero la mnemotecnia inversa de la disciplina les calmaba.

—¿Comunicaciones?

—Controlado. Ya han telefoneado tres veces: Londres, Brasilia, Estambul. Control ya lo ha pasado a Contraterror.

—¿Y la gente del hotel?

—Concentrada en el hall central de la primera planta. Los terroristas han cerrado las puertas. Todos los viejos contemplan la pantalla. Deben estar esperando el primer eurotélex por si sale en él «su» secuestro.

El comisario enarcó las cejas.

—Ningún peligro —añadió el capitán—. Ninguna agencia está al corriente. Todavía no. Jugamos con ventaja.

Salieron del hangar. Las estrellas brillaban remotas, como si fueran las luces pilotos de combustión de la noche de agosto. La brigada apagó los reflectores que iluminaban el hotel Olduvai. La noche corría como un río oscuro. El capitán comentaba las últimas novedades.

—Entre ayer y hoy hemos tenido un control anti-droga, dos violaciones en el área nudista, batalla campal entre rusos y árabes en la final de béisbol y la visita de miss Canal Siete al casino Montplaisir. Rutina.

—¿Ningún muerto? —preguntó el comisario.

—Uno de los violados ha muerto de un mordisco en la yugular y cuando hemos puesto paz en el campo de béisbol hemos encontrado a uno de los jugadores con unas tijeras clavadas, pero lo han salvado. ¿No habías recibido el informe? —preguntó el capitán al comisario.

—Hace dos días que estoy en Sa Serra. Había tomado unas vacaciones.

—Pues conviene que sepas que la zona D es cada vez más conflictiva. Ha sido un error limitarla a matrimonios con hijos. Las bandas infantiles lo destrozan todo y los padres, con las últimas restricciones, llegan sin un chavo; destilan alcohol en las bañeras, desaparecen y abandonan a los hijos, roban cuanto pueden. Pero no llegan a ser tan peligrosos como los chiquillos. El psiquiatra ha tratado muy de cerca al niño finlandés que mató a su padre y su madre, en Porto Colom, con una azada.

El psiquiatra asintió sin decir nada. El laconismo le servía de voto de silencio. La luz que salía del hangar alargaba su sombra en el suelo: la sombra del psiquiatra —con los pantalones abullonados del país, que vestía desde que llegó a la isla— parecía la del gigante de la plaza de Cort y le faltaba la ubérrima giganta para poder custodiar las puertas de la tradición. En aquel momento, la mente del psiquiatra iba de la estadística a la misericordia, del paisaje trágico al pánico del río helado.

Les llamaron de control.

—Telefonean a Roma. Ya hablan...

Cuando entraron, en la pantalla del fonimag, un encapuchado con voz estropajosa recitaba en inglés híbrido («sudamericano», dijo alguien en voz baja) desde Roma:

—Terminada la operación, dar comunicado. Esperar media hora. Victoria o voladura...

Desde el hotel, uno de los japoneses en un borbotón lingüístico de aproximación inglesa y con voz alarmada decía, con insistencia:

—No tenemos comunicado, no tenemos comunicado. Sin conexión con Londres, Brasilia, Saigón. Necesitamos comunicado...

—Terminada la operación, dar comunicado, esperar media hora —repetía el encapuchado con la monotonía de una lección aprendida—. Victoria o voladura.

La imagen encapuchada se esfumó por las ondas, retroactivamente vía satélite, hasta Roma.

El hangar tuvo un instante de mutismo perplejo, como si presintiera una nueva catástrofe de la inocencia.

—Sería irónico —dijo el psiquiatra— que desaparecieran del mapa ellos y el hotel antes de saber por qué razón tenían que hacerlo.

El capitán le miró, inseguro, como siempre que oía una paradoja. El comisario le preguntaba:

—Capitán, ¿qué crees de los explosivos?

—Yo diría que son de atentado de lujo. Material sudafricano. Es un material que está de moda. Si el jurado hubiera llegado hace un minuto, nuestro ataque era seguro. Rutina.

—Nada de prisas, capitán —dijo el comisario. Era habitual que la voluntad de acción del capitán y sus brigadistas se impacientara con la sección judicial por no aportar un jurado con puntualidad.

—Atención —dijo una operadora—. Conectamos con Lovetown.

—Lovetown no contesta. Conectar con Riga.

—Intercop afirma que Londres, Brasilia y Saigón eran módulos abandonados. Contraterror ampliará.

—El problema de Contraterror es que trabaja con piezas y nunca las junta. Sólo amplía detalles y no aventura generalidades —dijo el comisario, intuyendo que se excedía en el juicio.

—Contraterror amplía: Hipótesis: posible relación con clan terrorista internacional. Quizás en relación con atentado contra central solar de Naboka.

—Comisario —dijo el capitán—, esta vez te has equivocado con Contraterror. He aquí una hipótesis. Desconfías demasiado, y eso que son tus amos.

—De acuerdo, capitán. Ahora ya podemos informar al Consejo.

—¿Al presidente? —preguntó el capitán, intranquilo.

—Bastará con que avisemos al senador. No hace falta despertar al presidente —aclaró el comisario.

Sabía que esta decisión siempre era popular con los brigadistas, porque temían la constante teatralización de la duda que haría el presidente. El presidente presidía, pero el senador —la oposición— gobernaba con serenidad sanguínea, cóleras legendarias y, sobre todo, sabiendo dejar hacer. El presidente, en cambio, no sabía olvidar para poder actuar y caía en la banalidad de querer hacerlo todo bien. Era un intelectual que había entrado en la política haciendo de profeta y acabó haciendo de burócrata. Sólo se atrevía a actuar cuando las circunstancias le habían superado.

Control comunicó con la mansión del senador. El secretario iba a despertarle. En seguida apareció en el fonimag.

—Senador, buenas noches —le dijo el comisario. A esa hora de la madrugada los ochenta años del senador tenían la agilidad de un gavilán que desciende hacia su presa—. Tenemos novedades en Contraterror. Usted disculpe. —En plena era de la mezquindad igualitaria, el senador era de las pocas personas con las que se utilizaba el tratamiento de usted—. Pero había llegado el momento de hacer la primera notificación.

—Muy bien, comisario, correcto. ¿Quién hace qué a quién?

—Quince japoneses han secuestrado un hotel. Hotel Olduvai. Zona C. Lo volarán si no cumplimos las condiciones de un comunicado que todavía no tienen. Es un atentado por encargo.

—¿Motivaciones?

Allí donde el presidente habría ofrecido un espectáculo de patetismo facial, el senador fijaba su mirada malévola, aunque ya un poco aguada.

—Contraterror lo relaciona con un atentado contra la central solar de Naboka —contestó el comisario.

—Otra vez japoneses. Los bípedos más perniciosos del mundo. ¿Hay peligro?

—La brigada lo tiene controlado. Esperamos al jurado.

—Paciencia, comisario, paciencia. Recordad que el terrorismo es la perfección extrema de los celos. Se ha convertido en una forma de turismo ideológico y os ha tocado hacer de aduana —dijo el senador.

A espaldas del comisario, el psiquiatra soltó una carcajada. El epigrama no era nuevo pero tenía la frescura de un hermoso pájaro en el aire grave de la escena.

El senador había fundado partidos, hundido reputaciones, perpetrado particidios, deshecho coaliciones; por dos veces había superado el ostracismo y ahora, a los ochenta años supervivía en plena ficción burocrática. Famélicos de una actualidad que no fuera la destilada por la maquinaria administrativa, sedientos de chismografía y de anécdota —aquello que, precisamente por ser una emanación del carácter, ya no existía—, los periodistas se dejaban deslumbrar por aquel despojo viviente de la antigua vida política, ahora tan híbrida.

—¿Has avisado al presidente? —preguntó el senador.

—Todavía no, senador. Hemos pensado que si no era necesario...

—Bien. Actuad como mejor os parezca. Mañana por la mañana yo le informaré en segunda notificación. Ah, estos japoneses..., ¿por qué no secuestran a su propio emperador...? Buenas noches y... buen trabajo.

—Buenas noches, senador.

En tanto que polígamo vocacional, el senador era uno de los últimos reductos en medio de aquella sociedad poliándrica y matriarcal. Sus fiestas burbujeaban en la vida social. Había celebrado su último proyecto matrimonial la semana anterior. En aquella fiesta, la meritocracia —la apariencia tímida de resolución quería definirse como política— ocupaba un lugar raquítico en la periferia de los círculos dantescos atestados de administradoras del Estado —lesbianas y taxativas—, jerarcas religiosos, el estado mayor brigadista, los gigolós del matriarcado mallorquín, las altas finanzas, fantasmas de la pantalla encarnados en adolescentes escuálidas de buen perfil —la fotogenia como falsedad erótica—, invitados internacionales de vaga fraternidad política o concupiscencia comercial, los superhombres del deporte, la cohorte de políticos sin más trabajo que presentarse a las elecciones, y la lascivia augusta de un emir, íntimo del senador.

En medio del alboroto de la fiesta, un cronista político —versión subtitulada del más famoso *enfant terrible* de Telemediterránea— le había pedido la opinión («confidencial», por supuesto) sobre las próximas elecciones.

—En las próximas elecciones, como siempre, ganarán los otros y gobernaremos nosotros —contestó el senador, en medio del círculo de rostros ávidos de espectáculo humano.

—¿Usted no cree que bastaría con votar cada cuarenta años y no cada vez que haya opciones a dirimir? —preguntó un periodista político, recientemente trasladado a la sección deportiva por «problemas de adjetivación».

Echando una rápida mirada a su ninfa adolescente y futura esposa que se alejaba, aburrida, a mirar la pantalla sorbiendo un combinado de espárragos, el senador respondió, con la sonrisa malévola que se esperaba de él:

—¿Votar una o dos veces en toda la vida? No, no creo que fuera suficiente. Sería conceder demasiada importancia a esta votación única. La política como drama ya no tiene público. Además, la gente reflexionaría demasiado. Les pillaría por sorpresa. Sería como estas personas que cuando se casan piensan que lo hacen para toda la vida.

Los periodistas rieron. El senador se había casado ocho veces y ahora, a los ochenta años, quería volverse a casar con aquella adolescente de culo de mandolina.

—No, cuanto más se vota, menos importancia tiene el voto. El voto electrónico ha banalizado por completo la democracia. Votar por fonimag es una solución más cómoda. Y votar las cosas una por una: las farolas de la calle, los libros de texto de los hijos, etc. Eso es así.

—Ahora parece que los prohibicionistas pretenden el retorno al voto tradicional —dijo un periodista pelirrojo y de nariz semítica, famoso por su venalidad y su sarcasmo dispéptico.

—La gente no lo aceptaría. ¿Hacer cola? ¿Perder el tiempo para ir a votar? Es utópico —contestó el senador.

—Quizás no, quizás no —dijo un banquero que vivía fastuosamente desde que le habían nacionalizado la banca y que, buscando la sintonía con los tiempos, siempre defendía a los prohibicionistas—. Tal vez tendría el atractivo furtivo de las decisiones que requieren un esfuerzo...

Un poeta mallorquín de inspiración andina asintió aparatosamente.

El senador sonrió, impávido y dispuesto a la réplica, pero antes de que dijera nada entraron los gaiteros escoltando a miss Canal Siete. Era una mujer tan carnalmente excesiva que parecía galardonada para escarnecer el cánon hermafrodita que se utilizaba universalmente. La tertulia se dispersó por la inmensa mansión, por el claustro vetusto, las altísimas palmeras, las cuadras con los mejores caballos trotones del Mediterráneo, la capilla restaurada. Allí —con el aire de aplicación al buen vivir que tienen los hombres maduros que, con un gesto parsimonioso, se ponen las gafas para comer— reinaba el senador, sobreviviendo por astucia y por la memoria de los viejos electores.

En el hotel Olduvai, el psiquiatra se acercó al comisario. Momentáneamente inactivos, los télex y las pantallas parecían borrar la entidad de los quince japoneses que en el hotel querían llevar a término una misión sin conocer su utilidad. Salieron fuera del hangar. Los astros, en el cielo, hacían la acupuntura de la pesada noche.

—¿Cómo siguen las cosas por tus montañas? —preguntó el psiquiatra.

Por instinto, jamás hablaban de sí mismos delante del capitán. Sospechaban que las confidencias —como cualquier otra tonalidad íntima— le desorientarían.

—¿Creerás, psiquiatra, que sólo tengo ganas de dormir? Paso los días de trabajo con la sensación de vivir en medio del alboroto y el frenesí de un aeropuerto y me echaría en cualquier rincón para dormir.

—Eso, en tu caso, ya no tiene solución. En otra época te habría recomendado vacaciones, reposo, estimulantes. ¿Por lo menos puedes dormir bien?

—Como un tronco. O un pez: Más bien como un pez. Sueño huertos, jardines dentro del mar. Un gato con los ojos verdes y atigrados que me mira fijamente y un viejo oriental que declama unas máximas que nunca consigo recordar cuando me despierto.

—¿Te confiesas a menudo? —preguntó el psiquiatra.

—No tengo tentaciones dignas de confesión. Mi trabajo y los abusos de poder son un deber, y no una falta. Por otra parte, me resulta tan difícil encontrar un confesor que me convenza...

—No seas pueril. Piensa en el peor confesor que hayas tenido, el más aburrido, el más mediocre. Ese es el que te conviene. Y si tienes ganas de dormir, duerme todo lo que puedas. Yo no puedo dormir casi nunca.

El comisario sabía que el psiquiatra no dormía desde hacía

seis años. Era un rostro devastado por el insomnio. Con una máscara de indiferencia quería ocultar una clemencia desbordada y sufrida.

—¿No te desesperas nunca?

—Ya lo sabes. He aprendido a pasar el tiempo.

Ambos sonrieron.

Se habían conocido en un centro de detención. Recién llegado a Mallorca, el psiquiatra había robado un sombrero en un supermercado. En nombre de Contraterror, el comisario le había liberado.

—No creas que quería ningún sombrero. Quería ayudar a un viejo que desde hacía dos días quería robar unas botas de alpinista. Si yo no hubiera desviado la atención de la vigilancia, le habrían cogido.

—Es posible que este viejo también quisiera que le cogieran. Simplemente para poder hablar con alguien —dijo el comisario.

El comisario se quedó indeciso, como si, sin querer, hubiese dañado a alguien. El psiquiatra no tardó en convertirse en leyenda en los despachos de Contraterror. Vivía en un pisito anacrónico cerca de la Seo, fuera de las áreas selváticas y cruentas de la ciudad. Si no tenía trabajo, se iba con el electrovolvo por el extrarradio, a contemplar el mundo con pasión compasiva. Se pasaba horas y horas en los supermercados observando a la gente, como un ornitólogo entreverado de franciscano que contempla cómo los pájaros se van haciendo el nido, recogiendo briznas de hierba, ramitas, tejiendo los muros que protegerán la nidada. Buscaba una mirada, una efusión infinitesimal en aquel mundo de cleptómanos a la espera, *gourmets* eligiendo especies, parejas peleándose, solterones comprándose cada día la misma cena y matriarcas dando órdenes. De vez en cuando —debido o pese a un reflejo de castidad inducido por el cinismo— sufría aventuras con cajeras de supermercado, madres que querían hacer el amor rodeadas de los hijos, mujeres jóvenes que vivían en apartamentos minúsculos y que utilizaban los hombres como un dentífrico o un secador de pelo. Cuando oscurecía —después del toque de queda—, presenciaba las batallas campales de las bandas infantiles o los mítines prohibicionistas hasta que llegaban los brigadistas y los dispersaban. Contemplaba la furtividad de los escritores de grafittis fosforescentes en las calles vacías y silenciadas.

En su casa conspiraba contra sí mismo, ideaba tentaciones y la estrategia para combatirlas, y calculaba el desenlace de estas guerras de la conciencia. Su noche de insomnio transcurría hojeando viejos libros de casuística y devocionarios, sentado en un sillón frailuno. Cuando Control le avisaba, se vestía las ropas de payés y salía. Pasaba del éxtasis a la indiferencia.

—Atención, atención —dijo el operador—. Telefonean al hotel desde Sakurai.

Un japonés, vestido de samurai, comenzó a hablar. Miraba fijamente, hierático, con una seriedad turbadora. La computadora de traducción fue diciendo de manera monocorde lo que aquella voz de exaltación contenida decía en japonés.

—Comando veinte de marzo. Comunicado: con motivo veinte de marzo tomamos represalias pedimos liberación comando quince febrero encarcelado Helsinki inmediata liberación en caso contrario volar hotel hotel volado jurados contraterror serán ajusticiados patrulla japonesa andré favelli rehenes en Helsinki intercambio y más instrucciones.

Las últimas palabras de la computadora sonaron vacías sin el telón de fondo del samurai amenazador desde la pantalla del fonimag.

Los brigadistas del hangar suministraban la información a Contraterror.

—Qué manera de perder el tiempo —dijo el capitán—. Habrían podido secuestrar un hotel en el mismo Helsinki.

—Las desventajas de ser una de las áreas más desprotegidas de Europa— replicó el comisario—. De todos modos, con los japoneses nunca se sabe. Por cierto, ¿quién es André Favelli?

—Un niño de doce años que se quemó vivo en el estadio de los mundiales —dijo el psiquiatra.

—¿Por qué razón?

—No lo sabe nadie. Pero ya han salido seis grupos reivindicando su venganza. Bueno, ahora ya son siete.

—Veinte de marzo seguramente deriva de la central Nakoba. ¿Y quince de febrero? —preguntó el capitán.

—Las últimas elecciones europeas —contestó una brigadista de información, desde la computadora.

—¿Quién ganó las elecciones?

El capitán era como un mercenario que cobra por pelear sin importarle qué bando gana.

—Los buenos, como siempre —dijo el comisario—. Prometieron terminar con el terrorismo.

—Prospección informa localización total enemigo.

—¿El jurado?

—Todavía no da señales de vida.

—Intercop no tiene datos sobre los quince enemigos. Tokio no puede informar.

—Prospección recomienda ataque frontal.

—¿Quién diablos lo entiende? Hacen elecciones contra el terrorismo —dijo el comisario inquieto por la larga demora—. Obligan a dimitir a políticos y brigadistas, votan en contra del terrorismo, pero nunca llegan a tiempo ni se levantan de la cama para hacer de jurado.

El comisario estaba a punto de contestarle, pero una operadora dijo:

—Intercop informa fonimag de Sakurai en un hotel enemigo suicidado samurai.

Nunca era cómodo esperar un jurado elegido por una computadora programada al azar y, además, aquella noche la ficha del jurado no era estimulante: un funcionario de Hacienda de cuarenta y cinco años, tres hijos de dos matrimonios, social-comunista; una maestra de escuela de veintitrés años, presunta prohibicionista; un operador electrónico en paro, pendiente de juicio por consumo alcohólico.

—Creo que lo hacen adrede —dijo el capitán— Quisimos una justicia soberana que fuera instantánea y nos han dejado a merced del miedo y de los escrúpulos de unos jurados casi siempre ineptos.

Insinuó un gesto despectivo y salió a la explanada.

—Le conviene exagerar un poco —dijo el psiquiatra—; sus subordinados se lo agradecen. De todos modos, Contraterror siempre sufrirá este dilema: el espíritu militar detestará las leyes civiles.

Un «lagopéde» del Consejo llegó con dos miembros del jurado: el funcionario tenía un rostro difuso, una amarillez hepática más de víctima que de juez y quiso dominar la escena con una de esas miradas que no ven nada; la maestra de escuela, actuaba con aplomo adusto, caminaba con rigidez como si quisiera reducir cualquier sensualidad, pero tenía los pómulos mórbidos y, cuando se arregló un rizo de pelo con el rebocillo, el capitán admiró la claridad perfecta de la frente.

La brigada metropolitana trajo al electrónico en paro: tenía la mirada furtiva de los chicos que han crecido demasiado y el inspector de custodia informó que dos días antes había infringido de nuevo la prohibición alcohólica.

El comisario repartió los formularios, y la indiferencia del electrónico, el nerviosismo del funcionario y la severidad de la maestra escucharon en silencio.

El psiquiatra inició su informe rutinariamente:

—De acuerdo con la cláusula secreta de la ley internacional antiterrorista, los jurados Contraterror han de tener asesoramiento psiquiátrico.

Mientras el doctor explicaba el informe técnico («...el síndrome esquizoide de absoluto político...»), el comisario se sorprendió mirando a la maestra con un áspero deseo. En contra del matrimonio como estipendio carnal o del amor entendido como profilaxis, la castidad desafiante de los prohibicionistas tenía un rasgo profético que a menudo le desagradaba, pero aquella mujer estaba más allá, en un jardín o como un sueño fluvial. Una cierta simpatía, de todos modos, inclinaba al comisario —hasta el límite del idiotismo prosélito— hacia la nueva progenie de prohibicionistas. En su casa de Sa Serra recibía las visitas de una vecina de doce años, de ojos negros, rostro griego y la electricidad de un cuerpo que comienza. Sus padres vivían en una colonia de prohibicionistas que propugnaban la pureza de la vida atávica.

La niña aprendía a leer con un abecedario desteñido y manoseado y nunca le habían dado ninguna respuesta si ella no hacía antes las preguntas. A veces, el comisario la soñaba conduciendo un dios con cabeza de toro y alas de águila por los senderos de Sa Serra hasta el mar.

—¿Crees, doctor, que no hay locura? —preguntaba el funcionario.

El psiquiatra era buen actor y habló de instintos y comunidad:

—Son plenamente conscientes de lo que hacen. Han manifestado su intención de matar a más de doscientas personas para salvar la vida de unos criminales que ni siquiera conocen. Actúan, con toda responsabilidad, por encargo.

Mientras hablaba, pensaba que pronto iba a amanecer, que aquel jurado sentenciaría a quince hombres llegados de tierras orientales, abocados al éxtasis mesiánico del terror, y que, si todo iba bien, Contraterror habría salvado la vida de doscientas personas llegadas del norte para tomar el sol y agotar las heces de la vida. El mismo iba perdiendo curiosidad, como un explorador que toma miedo a la selva, se convertía en un hombre pasivo, dedicado a la morbidez del pecado *interruptus*.

Como fiscal —ninguna cláusula del convenio internacional antiterrorista preveía la presencia de abogado si no lo exigían los acusados— el comisario enumeró todos los puntos de infracción por parte de los terroristas y recordó las normas sobre justicia de emergencia. Ahora le correspondía decidir al jurado, y la indecisión del funcionario, la energía de la maestra y la estulticia del electrónico hacían pensar en un voto negativo, uno positivo y una abstención.

—Creo que es necesario evitar estas muertes y hacer todo lo que sea posible para que los japoneses salgan ilesos —dijo el funcionario.

—No creo que sea oportuno aplazar el veredicto —dijo la maestra—. Votemos inmediatamente.

—Una cuestión de orden, ciudadanos... —dijo el funcionario—. ¿Cuánto tiempo tenemos para deliberar?

—Queda medio minuto —contestó el comisario.

El electrónico tuvo un gesto de impaciencia y entonces quedó perfectamente claro el resultado de la votación. El jurado desapareció, satisfecho, culpable o sediento.

—Capitán, ¿cómo está la situación? —preguntó el comisario.

—No hay peligro de víctimas. No hemos detectado rehenes individuales. Están localizados en ventanas y terrazas. Llevan máscaras, pero con dispositivos hecuba y los láser chinos el ataque ahora sería fulminante —dijo el capitán.

—Vuelven a telefonear —dijo el oficial de información—. Llaman otra vez a Sakurai.

Era patético ver media pantalla del fonimag con la presencia de un enemigo desorientado y la otra mitad a oscuras —mientras en el hotel de Sakurai debían recoger los restos sanguinolentos y destripados del samurai—. La soledad de los quince japoneses del comando veinte de marzo era como la de un niño que se pierde de la mano de su madre en una feria ensordecedora y brutal. Se apagó la pantalla con un jadeo temeroso y griterío de desacuerdo y desconcierto.

—¿Prospección? —preguntó el capitán.

—Perfecto —contestaron los controles.

El capitán dirigió la mirada al comisario y vio un gesto afirmativo.

—Ataque —dijo el capitán, con voz estentórea. Esperó medio minuto atento a los controles y a los auriculares. En el hotel oyeron gritos débiles y desconcertados, detonaciones sordas y una ovación.

—O.K. —dijo el capitán por el micrófono—. Todo ha ido bien. Son unos aficionados —comentó a los brigadistas del hangar.

—Eran —dijo el psiquiatra desde la puerta.

La ejecución había coincidido con el momento de primera claridad solar del nuevo día. La expectación de los pájaros ya había estallado en chillidos y vuelos. Cuando entraron a inspeccionar el hotel, algunos octogenarios decrépitos con piernas enfundadas en pijamas floreados y viejas desdentadas, con los escasos cabellos ensortijados de bigudíes, sacaban fotografías —levantándose de puntillas por encima de los hombros de los brigadistas— de los cuerpos muertos, estirados con crispación. Los rostros de los japoneses, aunque contraídos, mostraban la placidez de una infancia sin recuerdos. Un equipo de resurrección se esforzaba en recuperar a un nonagenario con infarto y, despatarrada en un sofá de agua, una anciana escenificaba un ataque de histeria. La absurdidad de un sabotaje que ni siquiera había hecho público un comunicado no alteraba el ánimo de ninguno de aquellos protegidos de la socialidad sueca que ya estaban sentados en el hall con los auriculares puestos y la mirada fija en la pantalla, aguardando el eurotélex europeo de primera hora. Cuando terminó el noticiario, sin mención ni imagen del secuestro, hubo un rumor de decepción como por el anuncio de un largo retraso en los aeropuertos. Ni el secuestro, ni los quince japoneses ejecutados, ni la violencia súbita existían si no aparecían en la europantalla. Aquellos viejos, jugando en la playa con los animadores, no tardarían en olvidarlo todo.

—Son unos incompetentes —dijo el capitán.

—Eran —repitió el psiquiatra.

—Ni siquiera habían conectado los explosivos —añadió el capitán.

El comisario calló, ante la nueva circunstancia, sopesando la paradoja de la justicia y la inocencia, de la libertad y el orden. Al término de todos los callejones, sin embargo, debía haber la misma sentencia y daba igual que la presencia mefítica del *post-mortem* exagerara el caos posterior al cálculo, el detritus de la estrategia. Por una generosidad histérica, la esquizofrenia ideológica o un azar absurdo, la muerte de los quince japoneses le resultaba ahora, al comisario, demasiado tangible, intolerablemente cotidiana. Un capellán daba la bendición mientras los viejos jugaban a los billares mecánicos o a ping-pong.

—El orden no es la verdad —le dijo el psiquiatra—. El orden únicamente es una necesidad.

La ley, el derecho, reflexionó el comisario, no son más que una ficción del orden; el orden es el velero nítido cortando las olas, la manzana reluciente en un plato de porcelana; el orden es el pecado y no la enfermedad. Desde la puerta del hotel volvió a mirar la escena. Era un mundo sin verdades en el que la libertad disminuía por consentimiento individual, y el derecho a la indiferencia era una extravagancia que sólo se permitía al poder.

Al igual que el Olduvai africano, el hotel también sería un inmenso almacén de despojos humanos, fósiles para la perplejidad del futuro.

—Capitán, me voy. Comprueba que no esté conectado ningún explosivo. Recuerda que el jurado ha de declarar el lunes en la sección judicial. Hotel Olduvai, quince japoneses. Opacidad informativa. Cláusula diez. Como siempre. Télex completo a Intercop. Télex al tribunal de Reykiavic. Buenos días. Hasta otra, psiquiatra.

El comisario subió al helicóptero. Mientras el aparato despegaba del suelo en silencio, el comisario decidió que primero se detendría a confesarse en la ermita de Poniente. Después iría a su casa, a Sa Serra. A dormir.

AL PRINCIPIO

Al principio de trabajar con el herrero apenas se había ensuciado el mono azul y envidiaba el brillo de sebo y de rozadura de los monos de los restantes aprendices, que silbaban, cantaban y reían hasta que maestro Lluc asestaba un golpe estentóreo en el yunque. Biel todavía confundía las herramientas y los nombres, y el chisporroteo del soldador autógeno le distraía. Pensar que tendría el oficio de herrero —ubicable, en cualquier lugar, por el estrépito metálico— y que pronto podría comprarse una bicicleta de carreras con cambio de marchas le consolaba del despotismo de las novatadas y de ser el último en todo. Le hubiera gustado poder ponerse ya la visera del soldador, golpear piezas delicadas con el mazo, silbar tan fuerte como los demás o ir a componer la cerradura de la viuda de casa Timpano.

Cada vez que ella entraba en la herrería, el estallido metálico quedaba rodeado de silencio humano.

—Maestro Lluc, tengo una cerradura estropeada. ¿Podría enviarme a alguien?

Nadie abandonaba el trabajo, pero toda la herrería palpitaba, expectante.

—Ve tú, Bernat —decía maestro Lluc, y siempre advertía—: Pero ni una palabra aquí ni fuera.

Biel habría querido ir a componer la misteriosa cerradura de la viuda de casa Timpano. La viuda tenía una mirada dulce, como un manantial en la primavera, y un perfil lejano, ingrávido. El aprendiz afortunado regresaba en silencio y con cara de triunfo.

Por las noches, cuando su madre refunfuñaba arrojando los platos de barro en la mesa de madera de la cocina, Biel se quedaba embobado delante de la cazuela humeante de sopas, intrigado por el enigma de la cerradura de la viuda de casa Timpano. Por las mañanas, el estruendo del trabajo le desviaba de las osadas decisiones de la noche. Ya se había hecho amigo de Colau, otro aprendiz que también quería ser ciclista, y que callaba con suficiencia, engallado, cada vez que Biel intentaba iniciar una conversación sobre la cerradura y la viuda.

Como si fuera premeditado, el día que Biel cumplía sus seis meses de aprendizaje el maestro Lluc le envió a componer la cerradura de la viuda de casa Timpano. A media mañana había entrado, de repente, alterada, con un pañuelo de payesa sobre los hombros. Los ojos transparentes, como perdidos por el camino, en la hilera de olmos del camino de Son Banya, buscaron a maestro Lluc que enderezaba una reja de arado. Repiqueteaban los martillos y el metal se acomodaba al oficio como cuando los antiguos pobladores hacían puntas para las flechas. Siempre que la viuda hacía su aparición, todos los timbres del metal sonaban sin la ganga de las conversaciones, silbidos o canciones. Aquella vez, sin levantar los ojos del trabajo, maestro Lluc le envió a Biel.

Aún no se ha escrito el verso que cuente el latido del corazón del joven que busca y no sabe que ha encontrado el primer cuerpo de mujer. Todo el camino en dirección a la casona de la viuda Timpano le abrumó: era un muchacho de quince años, esquivo, propenso al desamor y la acritud. Al final del camino polvoriento, pedaleando por inercia, casa Timpano le pareció un hogar impenetrable, la premonición de un pesar, la advertencia de que se volviera. Sólo pensar que iba allí para componer una cerradura y que, después de hacerlo, podría irse, disminuía el grave desasosiego de la casa desconocida.

Encontró la puerta abierta y dijo «ave maría».

—Sube —gritó la viuda por el hueco de la escalera, y Biel oyó unos rápidos pasos que hicieron crujir las vigas de la entrada.

Al fondo, una cristalera daba salida al corral. Subió por la escalera mientras el tic-tac sereno y profundo de un reloj de pared seccionaba el tiempo en rebanadas uniformes y densas.

—¿Señora?

—Pasa, pasa.

Cruzó una sala con las paredes cubiertas de retratos y estampas sacras. Se detuvo en el dintel del dormitorio: la viuda de casa Timpano le aguardaba peinándose delante de un espejo de cornucopia. La cama con dosel presidía el dormitorio como una nave a punto de zarpar.

—Tú eres nuevo... ¿Cómo te llamas?

—Biel. La cerradura, señora...

—No te apresures, Bielet. Has venido muy deprisa. Todavía no estoy preparada. Mira, acércate...

Biel se acercó y ella levantó un pelo blanco, larguísimo y fino, que le mostraba como prueba de un argumento que él todavía desconocía.

—¿Qué edad tienes?

—Quince años.

—¿De dónde eres?

—Mi padre era el Felip de la fonda y mi madre es de Binimeca.

—¿Te gusta hacer de herrero? —preguntó, pero sin esperar respuesta se arremangó la camisa hasta los pechos, y se la sacó por la cabeza, alzando para Biel el telón de un teatro donde todo era don, secreto y temblor. Iba descalza y se echó en la cama completamente desnuda, de nuevo despeinada. Con la mano derecha reclamó a Biel a su lado.

—Sácate la ropa.

Con escasa maña Biel se desnudó mientras contemplaba de reojo el cuerpo blanco y lechoso de la viuda, los volúmenes y estandartes femeninos de la carne. Cuando se echó, ya todo era tensión propicia y en un instante, iniciado en silencio y sin estorbos por la viuda, rozó por una corriente remota, el acero de una espada invencible, el retorno al marasmo ideal. Después, cerrados los ojos, oyó cómo la viuda se lavaba en una palangana. Cuando abrió los ojos se sintió algo sorprendido de seguir aún en la misma habitación.

De vuelta a la herrería maestro Lluc le dijo:

—Biel, de eso, ni una palabra a nadie.

La mirada de los demás, fijada en su espalda, significó una aceptación despechada. Ahora sólo había que esperar a que llegara un nuevo aprendiz.

Cada noche, Biel, esparciendo dentro de los párpados cerrados las imágenes de aquella mañana con la viuda de casa Timpano y tramando otras permutas y osadías carne adentro, monologaba frenético con su cuerpo. Se hizo todavía más taciturno, sumando el silencio a la aspereza como precio de un secreto. Cada vez que la viuda volvía para hacer componer una cerradura, Biel sentía que el corazón quería escapársele por la punta de los dedos, y sin volverse asía con fuerza la herramienta que manejaba. Las apariciones de la viuda eran imprevisibles, como una luna voluble, desatenta a los ciclos establecidos. Maestro Lluc, con instintiva justicia, le iba enviando aprendices. Y por las noches Biel extenuaba su cuerpo solitario en la cama mientras oía a su madre pasar el rosario, como un quejido.

Una noche soñó que la viuda estaba sentada en la plaza del pueblo y reía y lloraba mientras él giraba y giraba en torno a la fuente con una bicicleta nueva. A la mañana siguiente maestro Lluc le envió a casa Timpano a componer una cerradura. La viuda había aparecido engalanada de pies a cabeza como si viniera de la ciudad. En la casa, la encontró sentada, meciéndose en un balancín de tela.

—Tú eres Biel, ¿verdad? ¿Te casarías conmigo?

Se mecía con ímpetu y Biel le dijo que sí.

—Bien, ahora, cuando yo te llame, subirás —dijo ella y se levantó bruscamente.

La oyó corretear por las habitaciones, tirar cajones, y abrir puertas de armarios de luna que chirriaban. Ella canturreaba. En esta ocasión, pese a su avidez, Biel captaba las dimensiones reales de la casa y la buganvilla del corral, sin que fueran plasma latiendo al unísono con su corazón desbocado.

Se oía el lejano sonsonete de los niños de las monjas recitando la tabla del dos por cuatro, y, casi más remota, la voz de la viuda de casa Timpano canturreando. Dejó de moverse por las habitaciones y le llamó. Le esperaba tendida en la cama, con el traje de novia completamente blanco, un velo en el rostro y un ramo de flores de ropa blanca. Tenía los ojos cerrados, blancanieves custodiada por la viudedad y el enfebrecimiento. Biel también se echó, sigilosamente. Ambos jadearon pesadamente, con ardor, durante un largo instante. Ella le cogió la mano. Todo era candente y el traje de novia, almidonado, olía a cajón cerrado, crujía de recuerdos y se fue arremangando por las piernas, descubriendo el cuerpo de la viuda. Para Biel la escena fue incomprensible.

A partir de aquel día, la viuda entraba en la herrería y decía:

—Maestro Lluc, tengo una cerradura estropeada. ¿Puede enviarme a Bielet?

Cada vez que Biel volvía a componer una cerradura en casa Timpano, junto con la urgencia carnal surgía una densa transparencia, la elevación de los instantes y la viuda buscando siempre algo nuevo, o bien la permanencia imposible del placer o bien el goce furtivo del dolor. La vida no continuaba. Biel se ensimismaba en el aprendizaje y ella recuperaba la clarividencia del vínculo matrimonial: servirse el uno al otro y la desesperación de la muerte. Era, también, la carne y Biel era ingenioso con su propio vigor y ya conocía todas las cláusulas y lecciones. Nadie juzgaba a nadie. Todo era rápido, frenético. Iban y venían con el torrente del deseo, cada uno absorto en sí mismo, sin palabras. Sólo gemidos, suspiros, jadeos. Biel aprendía los perfumes elementales, los labios secretos, ojos de agua turbia, agotamientos deslumbrados, las sedas desgarradas de la fatiga carnal.

Un día la viuda le regaló el anillo de bodas de su marido. En silencio se había levantado de la cama y había buscado en un cajón del canterano. Sacó una alianza de oro viejo. Holgada para los dedos de Biel, le resultaba como un lastre sin rescate posible. Ella se le quedó pegada al pecho, con la mejilla resbaladiza por el sudor. Entonces comenzó a arañarlo con las uñas. Le rascaba el pecho de hombre que crece, huesudo, decidido a darle eco al corazón. Le hizo sangrar marcándole cinco zarpazos que seguían la elipsis de las costillas. A continuación le despidió.

Una semana después le esperaba de nuevo vestida de novia. Se unieron ásperamente como una mar gruesa. Biel se sintió como una hoguera perseguida por todos los vientos, como un charco de un chaparrón sorbido por un desagüe. Aquel día, la viuda, cuando él ya se abrochaba las sandalias para irse, comenzó a tirarle del pelo y se quedó con un mechón en la mano. El lo meditó rudimentariamente mientras se mojaba la cabeza en las pilas de la herrería. Ahora querría la férula estricta del buen herrero cuando domina la barra indomable y la sumerge en el líquido enfriador para eliminar la cadencia ya maleada por el esfuerzo.

La siguiente vez la hizo levantar de la cama y, erguida y completamente desnuda, se sacó el cinturón y con la hebilla, hasta que quedaron completamente marcados, le pegó en los tobillos. Ella se estremecía sin quejarse. Cuando Biel se detuvo, ella le dijo:

—No eres nada vergonzoso.

Se había vuelto a echar en la cama con las pantorrillas tumefactas y enrojecidas.

—Eres muy ingenioso. Los demás son muy manazas, unos groseros.

Miraba el dosel como si esperara un maná. Era una mañana seca y penetrante y llegaban, perfectamente claras, las campanadas de la parroquia. Mientras se abrochaba las sandalias, Biel se sintió capturado un instante por el diseño de la gran alfombra del dormitorio: era un pavo real con la cola desplegada que generaba diversos laberintos de color que se resolvían antes de llegar al límite de la alfombra y se autorreproducían y convertían en pequeños pavos reales que esparcían su cola y generaban otros pavos reales todavía más pequeños hasta el infinito de aquella alfombra.

El día que se llevaron a la viuda de casa Timpano la herrería estaba a punto de cerrar. Era un atardecer que amenazaba lluvia y todo parecía a un tiempo pesado y suspendido en el aire. En el corral de la herrería, arremangados hasta los codos, todos se lavaban las manos. Entró un aprendiz y dijo:

—Salid, se llevan a la viuda Timpano.

Salieron a la calle. Era una ambulancia de un blanco deslucido que bajaba con lentitud por el camino de Son Banya. Lo contemplaron con impaciencia, poco decididos a hablar. Una vecina, con un cesto en la cadera, comentó que las monjas la habían encontrado completamente enloquecida, y otra vecina, que todavía llevaba un tambor de bordar en la mano, dijo que no, que la habían denunciado porque se llevaba hombres a casa y cantaba indecencias. La ambulancia pasó por delante de la herrería, en dirección a Palma. No vieron más que un bulto blanco dentro y la cara estulta de un enfermero al lado del chófer. Todos se despidieron en silencio y el maestro Lluc, antes de cerrar el portón, contempló cómo se alejaban. Camino de su casa Biel, pedaleando con energía, decidió vender la alianza para comprarse la bicicleta nueva.

La recepcionista le dirigió una mirada poco amena. Parecía oriunda de una remota región sexual. A la derecha del mostrador de recepción, se sentaban una larga hilera de figuras vetustas con una mano en cada rodilla y la mirada extraviada. Toda la lánguida tristeza de la provincia se condensaba en el vestíbulo y abrumó a don Felip mientras le hacían rellenar una ficha compleja y exhaustiva. La recepcionista, para justificar el lío de cables y el zumbido de los taladros eléctricos, le explicó que a última hora la casa había decidido instalar el hilo musical.

—Aunque no podamos divertirnos, por lo menos estaremos arrullados —dijo ella.

Don Felip se giró hacia atrás y miró la puerta giratoria de la entrada y la alfombra desgastada por donde había caminado hasta la recepción. Ya no podría retroceder nunca y no sabía cuándo podría salir por la otra puerta, al otro extremo de la larga nave laberíntica de la expiación. Siguió adelante y se colocó la matrícula de identificación en la solapa.

El amarillo fosforescente de los neones era absorbido día y noche por el serrín y la suciedad del suelo.

Era el último que había llegado y entre la indiferencia de los demás, avergonzado, encontró un rincón polvoriento y se instaló en él, rodeado de un montón de muebles viejos y cajas vacías. Más adelante, cuando como todos los demás consiguiera perder la timidez y la vergüenza, comenzaría a explorar la vasta nave laberíntica.

Nunca entraba en ella la luz del día. Era un paisaje tan variado como una enciclopedia detallada de las razas humanas.

El tiempo se embrujaba demorándose en los ceniceros de cobre repletos de colillas, tickets arrugados, trozos de algodón con manchas de sangre, los desechos de la vida interrumpida y los montones de diarios y revistas de mil épocas y países.

Todos estaban o angustiados o pasivos, o expectantes o resignados.

Leían a medias una colección antigua de *Punch*. Con frecuencia Herbert tenía que explicarle a Lucius los matices del humor británico, pero no porque allí fuera posible reír o sonreír, sino como lección. Había pasado mucho tiempo antes de que Herbert, antiguo ayudante de Newton en Cambridge, se explicara.

—Un día, en una cena de amigos, dije que era muy característico de la raza humana que, calibrando las propias culpas, haya inventado este laberinto de expiación —dijo Herbert.

Lucius, antiguo jockey en Alabama, quedó embobado, sin conseguir explicar su melodrama ínfimo.

Herbert concluyó:

—Obviamente, ahora lo sé, aquellas palabras eran una herejía y por ello..., por ello estoy aquí.

Sin día ni noche, los altavoces, como ante un muro de lamentaciones, reclamaban ininterrumpidamente matrículas de identificación, convocaban enfermeras e inspectores a recepción, *scanner*, información, radiología, recuperación o análisis.

—Sí, ustedes se quejan de los retrasos, pero yo no puedo hacer milagros con el personal que tengo. Cada día nos llega más gente y hace años que tengo la plantilla de personal congelada. Tenga paciencia —le dijo el inspector Tampoco, que estaba allí por impaciente.

Ursula Arnim, desolada, regresó a su rincón de la sala de espera. Los antiguos especuladores de subastas sentados cerca de ella ya jugaban al póquer. Ella se estremeció por una vulgaridad que le recordaba a los emigrantes en las cubiertas de tercera de los transatlánticos en que ella había viajado en los años veinte. Se sentó cerca de la condesa Puck, culpable de apatía y, por ello, más capaz ahora de paciencia.

—Esté segura —le dijo la condesa Puck, sin dejar de hacer un punto de ganchillo minucioso e intrincado—, esté segura de que, en toda justicia, cualquier retraso está calculado como una cláusula de seguridad en previsión de alguna falta no controlada.

Ursula, llegada al laberinto el mismo día en que el primer hombre pisaba el territorio lunar, no sabía hacerse a la idea de aquella precaria estancia antes de salir al más allá ni tampoco se avenía a que la condesa Puck, que estaba allí haciendo ganchillo desde un infarto en el salón de Mme. Récamier, se acomodara tan bien a ella. La verdad es que la condesa, disimuladamente, había encontrado el infinito en la misericordia respecto a todos los que llegaron detrás de ella. No sentía ninguna impaciencia por hacer girar la puerta de salida, apartar las cortinas oscuras y caminar hacia la tierra de oro.

En el laberinto no se podía rezar, porque la lucidez sólo existía en el más allá o en el más acá.

Los inspectores Nunca y De Ningún Modo iban charlando y asustando a los internados. Siempre iban juntos, rindiéndose cortesías y cediéndose el paso, recíprocamente, ante cada puerta. Eran especialistas en esclarecer faltas nada o mal especificadas en otro tiempo, por vergüenza o por desidia. Hablaban en voz baja, sopesando atentamente el análisis del pasado más remoto de cada internado y, a modo de recuerdo de su vida anterior de psiquiatras, cada día mordisqueaban un bolígrafo o se obsesionaban con un pelo de la nariz crecido con indisciplina. El inspector mayor no les respetaba demasiado, como un reloj suizo que menosprecia la impuntualidad latina.

—Es un caso evidente de *vendetta post coitum,* subconsciente, por supuesto —comentaba el inspector Nunca, mientras se abrillantaba la calva con una mano plausiblemente arácnida, mientras su inseparable compañero asentía hurgándose la nariz con dos dedos.

Los inspectores más benévolos eran, obviamente, los más descuidados, los que procedían de la administración pública, y en consecuencia eran los más obedientes respecto a cada circular del más allá.

El coronel Cummings deglutió la «papilla» verde con caridad. El inspector Tal Vez observaba en la pantalla el ínfimo melodrama de restos de infracción en el interior del héroe sudista muerto en la Guerra de Secesión.

—Todavía no, Coronel. Tal vez más tarde. Es imprescindible que no poder faltar no le cree problemas de conciencia. Tampoco tiene por qué disfrutar convirtiendo la toma de la «papilla» en un sacrificio. Vuelva a la sala y espere. Le conviene hacerme caso. Si no, tal vez le enviaré al dentista.

El coronel Cummings salió decidido, satisfecho, a una nueva visita al torno del dentista.

En las duchas siempre había una algarabía zoológica. Los internados disputaban por utilizarlas una vez tras otra, convencidos de la ablución terápica. En la nave laberíntica, la humedad de las duchas, en permanente funcionamiento, había descascarillado los muros con extensas manchas acuosas. Cuando salían de las duchas todos miraban de reojo la puerta giratoria de salida, dando vueltas sobre el fondo de las oscuras cortinas del más allá. Alguna despedida —entre compatriotas, coetáneos o, simplemente, contertulios— ofrecía indicios de los desórdenes de la envidia y con frecuencia tenían que reclamarlos los servicios de *scanner* para un análisis de urgencia.

Ancianos camareros asmáticos distribuían cada día bolsas de picnic en beneficio penitencial de quienes, antes, siempre habían comido a la carta.

La tribu zíngara calentaba sus comidas astillando los muebles arrinconados. En la zona de las minorías el descontrol garantizaba la mejor espera. La culpabilidad por soberbia o por mediocridad les agrupaba. Era un zoco descolorido: habían hablado de solidaridad en vano.

El laberinto parecía a veces un aeropuerto del tercer mundo, un balneario milagrero, una estación ferroviaria en tiempo de guerra.

En un tramo de bóveda monacal que quedaba de una ampliación de la antigua casa, Douglas se había instalado con humilde simplicidad. En vida, antes de budista, le habían conocido en determinados ambientes de Londres como Jack el Destripador. Después se había embarcado y en Oriente conoció la paz de Buda. Había sido tan ecuménica su fe budista que pronto pasaría por la puerta de salida, mientras que una señorita venal, que le había encontrado fatalmente en una calle oscura de Londres un día que Douglas tenía un mal día, todavía aguantaría una temporada más. El pasado de ella —más descuidado que turbio— se había visto empeorado por su desconfianza cuando, al ver llegar a Douglas, se había encerrado, aterrorizada, para siempre dentro de un water.

Sólo los internados más antiguos recordaban la etapa de clima boreal, cuando los breves veranos eran, con las hamacas y la conversación refrescante, una premonición del reino futuro. La calefacción había eliminado los placeres del contraste.

En el gimnasio, un joven que había llevado una vida muy carnal pero muy venial hacía abdominales desde que había llegado con la segunda guerra carlista, y a cada instante preguntaba a los veteranos de la expedición:

—¿Es un acreedor difícil, El?

Nadie le contestaba y Jacint, siempre empapado de sudor por ejercicio, jadeaba como de un esfuerzo más secreto. Sebastian, que estaba en el laberinto por una consunción en un falansterio santsimoniano, se lo miraba, agachado junto a unos inmensos pesos, o contemplaba el caligrama de los cuerpos humanos ejercitándose en las espalderas. Confesaba a media voz:

—He sentido el fervor del progreso. He creído excesivamente en la simetría de las reformas. Por este motivo estoy aquí, porque no he amado al hombre.

La espera le atormentaba a la vez que le hacía imaginar mejoras para la nave laberíntica.

Los lapsus cronológicos eran una constante vital. En las saunas, o haciendo cola en las ventanillas de información, perdían la noción de los días sin noche. Sentían el tiempo inmóvil, disperso por innumerables demoras. Más de uno se pasaría todo el tiempo haciendo cola sin saber por qué.

César Bombet estaba demasiado orgulloso de su propia penitencia. Ni siquiera pasaba por radiología. Corpulento, con cara de carnicero italiano, llevaba una peluca postiza, poco avenida con las patillas teñidas, y bastón de bambú con puño de cornalina; vestía sombrero de copa, una gran corbata, botones de oro en la levita, con cuello de terciopelo y chaleco de seda con solapas. Había llegado el año mil ochocientos cuarenta y dos, de una apoplejía. En recepción, por exceso de trabajo, no detectaron hasta muchos años después que había entrado con pseudónimo. Siempre hojeaba el *Journal des Débats.* Le gustaba explicar que llevaba mucho tiempo en la nave.

—Sí, ya hace tiempo. Saben..., un día, para seducir a la joven baronesa de Rubempré, dije..., o bien..., o bien dicen que dije: «La excusa de Dios es que no existe.» Y por este motivo estoy aquí.

La nave parecía a veces una cantina de campo de instrucción militar, un mercado negro de aflicciones y promesas.

Haciendo cola en radiología, custodiada por enfermeras de mirada perfumada al baño maría, Ester pensaba que nunca sabría perdonarse, y por este motivo el inspector todavía, después de un control, no haría encender la luz para mirarla con el beneplácito de la salud recuperada. Por fortuna, nunca le habían detectado que no quería traspasar la puerta giratoria del más allá: sabía que la presencia de El le abrumaría. Deglutió la «papilla» verde mientras una enfermera revolvía, con estruendo metálico, un armario lleno de instrumental óptico.

—Ester, un poquito más a la izquierda, aaaasí... —le decía el inspector Todavía.

Notó la papilla explorando sus pensamientos más ocultos, la culpa y el deseo, el miedo y la desconfianza. Se odió cuanto pudo y el inspector hizo encender la luz de la sala contemplándola sin beneplácito. Ester, al salir de radiología, sonrió satisfecha.

En la sauna, obtenían unos ojos acuosos y convicciones opacas, voces sumergidas. La sensación de la pérdida y la nada se acentuaba allí, como en un arquitrabe gótico.

—Estaba convencido de que el éxito no necesita explicarse. Obviamente, estaba equivocado —dijo un armenio, antiguo vendedor de alfombras.

La sauna era propicia a las confidencias. Un travestido confiaba a un antiguo intendente de la marina japonesa:

—Abusé de las parodias del amor.

—He tenido miedo de vivir —dijo un sherpa del Himalaya.

Más de una vez el tedio de la venialidad ya era suficiente castigo.

La primera persona que don Felip conoció, en la cola del laboratorio de análisis, le dijo:

—Tengo culpas condonadas, pero he de completar deudas de pena.

Era un protonotario pedante que había llegado al laberinto con motivo de la guerra de Cuba.

—Y usted, ¿por qué ha venido aquí? —le preguntó a don Felip.

Don Felip meditó la respuesta, su pasado administrativo intuía que tendría que utilizarla muchas veces, indefinidamente.

—He llevado una vida muy venal, pero, por fortuna, venial —contestó.

El protonotario lo miró, parpadeó como una coqueta demasiado vieja y comenzó a recitarle su lista de deudas de pena.

Las vidas demasiado simples y las excesivamente complejas eran las más habituales del *scanner.*

Eran el vocalista y el batería de una orquestina que tocaba en los cruceros mediterráneos que transportan viudas de estricta observancia, solteras circunspectas y matrimonios felices. Los dos habían aprovechado el efecto tónico y liberador del aire marino haciendo de gigolós. Después se habían casado y habían purgado bastante, pero parecía como si los inspectores Nunca y De Ningún Modo les utilizaran como experimento. Los dos convictos, Massanet y Pujol, jugaban a ajedrez y miraban de reojo, con el pesar de no sentir nada, a las mujeres que iban y venían. Largas horas en la cámara de descompresión les habían disminuido cualquier inercia de tentación.

—¿Ves? —decía Massanet—. Ahora querría recordar..., recordar... ¿Recuerdas aquella noche...? ¿Dónde estábamos? ¿Quiénes eran ellas?

—No... Mueve..., la torre.

Para asumir la pérdida de determinados recuerdos necesitaban días y días perdidos en la alta niebla donde, alguna vez, sentían el aleteo de un cuerpo femenino que llegaba de la vida anterior.

El laberinto de expiación no son los demás.

Habían acabado de llegar. Esperaban, sentados en un banco de madera, en la cola de recepción. Eran los últimos que habían entrado por la puerta giratoria y no se atrevían a mirar hacia dentro.

—¿Por qué está usted aquí? —preguntó ella.

—Mire, yo era un solterón que vivía con mi madre. De casa al trabajo y del trabajo a casa. Anteayer, un amigo me llevó a un bar de mujeres que fuman. Allí tuve un mal pensamiento y me quedé muerto, de un infarto. Ya ve. ¿Y usted?

Ella se estiró la falda hasta más abajo de las rodillas y contestó:

—¿Sabe? Yo he sido una de estas mujeres que fuman...

Una enfermera con cofia blanca y capa negra pasó por delante de ellos con un orinal lleno.

Cada uno se miraba las manos como si no fueran suyas.

INDICE